U0236587

手部肿瘤图谱

主　编　杨克非

副主编　李逸群　毛荣军

编　者（以姓氏笔画为序）

王朝辉　毛荣军　田　文　付记乐
李　淳　李逸群　杨　松　杨克非
何　斌　张家盛　陈浩宇　高峻青
梁礼汉　曾　颖

人民卫生出版社
·北京·

版权所有,侵权必究!

图书在版编目(CIP)数据

手部肿瘤图谱/杨克非主编. —北京:人民卫生
出版社,2020.9
　ISBN 978-7-117-30226-5

　Ⅰ.①手… Ⅱ.①杨… Ⅲ.①手-肿瘤-图谱 Ⅳ.
①R739.96-64

中国版本图书馆 CIP 数据核字(2020)第 130647 号

人卫智网	www.ipmph.com	医学教育、学术、考试、健康, 购书智慧智能综合服务平台
人卫官网	www.pmph.com	人卫官方资讯发布平台

手部肿瘤图谱
Shoubu Zhongliu Tupu

主　　编:杨克非
出版发行:人民卫生出版社(中继线 010-59780011)
地　　址:北京市朝阳区潘家园南里 19 号
邮　　编:100021
E - mail:pmph @ pmph.com
购书热线:010-59787592　010-59787584　010-65264830
印　　刷:北京汇林印务有限公司
经　　销:新华书店
开　　本:889×1194　1/16　印张:14
字　　数:453 千字
版　　次:2020 年 9 月第 1 版
印　　次:2020 年 9 月第 1 次印刷
标准书号:ISBN 978-7-117-30226-5
定　　价:218.00 元

打击盗版举报电话:010-59787491　E-mail:WQ @ pmph.com
质量问题联系电话:010-59787234　E-mail:zhiliang @ pmph.com

序

　　我的学识水平和实际能力其实是根本不够为这本专业著作写序的。当阅读了杨主任寄来的全书电子版以后，我还是接受了这个盛情邀请。我曾参加过《手部肿瘤诊治图谱》的写作，当然知道这是国内第一部手外科肿瘤领域的专著，展示了杨主任及众多临床专家丰厚的临床经验及广博的学术知识，受到了业界一致的认可与好评。我用了近1周的时间，认真、仔细地阅读、体味这本《手部肿瘤图谱》。在《手部肿瘤诊治图谱》一书的基础上，本书做了众多内容上的修改与充实，按照肿瘤的组织来源进行了分类论述，对每一种肿瘤从病因、临床、病理、鉴别诊断、治疗等方面逐一讲解。编写风格简明扼要、重点突出，特别是近千幅图片，涵盖了术前、术中、术后、病理等信息，使每一种肿瘤得到了完整、清晰的展示和描述，充分显示了作者们扎实、全面、严谨的临床经验和功底。正如王澍寰院士在《手部肿瘤诊治图谱》序中所言"此书的出版又为我国手外科领域添一新葩。"在此，向杨克非主任及所有为中国手外科事业做出贡献的前辈们表达一位晚辈无比的敬意和钦佩！为您们点赞！

2020 年 5 月

3

前　　言

手部肿瘤是手外科领域在诊断和治疗上具有重要意义的课题。

9 年前我曾参与编写出版了《手部肿瘤诊治图谱》,那是我们积累了多年的资料,总结了手部肿瘤的诊治经验编写而成的。那本书用简明扼要的文字说明了手部肿瘤的发生原因、临床症状、病理表现以及治疗方法。为了帮助读者对此类疾病有更深刻、全面的了解,还用大量图像加以说明,图文并茂。考虑到常常有医师在临床工作中把类肿瘤疾病误诊为肿瘤,书中还用较大篇幅对其进行介绍,并对两者的鉴别加以说明和讨论。

《手部肿瘤诊治图谱》的出版得到了广大同仁及读者的支持,并提出了许多宝贵建议。在修订过程中,编者们认为,不应只是强调手部肿瘤的诊断与治疗,更应强调对于所收录的 70 余种手部类肿瘤和肿瘤病理来源的系统分类、临床表现、预后等,这样内容才会更加全面。于是,与各位编委共同讨论后决定更名为《手部肿瘤图谱》。在本书中,我们做了如下的修改及补充:

1. 将手部肿瘤由原来按照类肿瘤、良性肿瘤及恶性肿瘤分别阐述,修改为按照手部不同组织系列肿瘤分别阐述的编写方式,共分十一章,这样更适合临床实际表现及临床实际需要。本书各种图片增加至近千张,共荟集了 70 余种类肿瘤和肿瘤。

2. 补充编写了新的肿瘤类别。

3. 在肿瘤案例中,补充了新的个案内容,更充实了肿瘤的不同临床表现及特点,以加深对肿瘤的全面认识及识别。

李逸群教授协助本书主编完成了全部书稿的整理工作,本书所有病理图片均由毛荣军教授提供,在此表示由衷感谢。

以上的修改及补充请读者们提出宝贵意见!在此表示感谢!由于我们的水平和经验有限,书中难免有疏漏和错误,希望广大同仁指正。

杨克非

2020 年 6 月

目　录

第一章

概　述

　　肿瘤和类肿瘤样疾患是手外科领域在诊断和治疗上具有重要意义的课题，所有肢体各部位的肿瘤，在手部均有发生的可能，但某些肿瘤在手部发生较为多见。

　　手部肿瘤包括肿瘤和瘤样变，即真性肿瘤和假性肿瘤，后者也称为类肿瘤。手部一些类肿瘤性肿物，例如：腱鞘囊肿、炎性肉芽肿、痛风石、骨囊肿等，它们不是肿瘤，没有瘤细胞。为了鉴别诊断，便于临床辨认，也在本书中进行了讨论。

　　手部肿瘤大多数为良性，恶性较少见，多数恶性肿瘤来源于皮肤和软组织，骨恶性肿瘤或转移骨恶性肿瘤更为少见。

　　手为一运动灵活、高度敏感的器官，软组织少而薄，为身体外露部位，一旦发生肿瘤，一般多能较早发现，若能及时就医，正确诊断，大多数良性肿瘤和低度恶性肿瘤能以手术切除的方式治疗，疗效也多较为满意。

　　本书主要用简要文字和图像进行讨论和说明，列举手部常见的肿瘤，并对肿瘤的分类、病理表现、临床特点、诊断检查以及治疗方法等进行讨论。

一、手部肿瘤发生原因及发病情况

（一）发生原因

多数肿瘤发生原因不清，常见引起瘤样病变的情况如下：

1. **创伤**　腱鞘囊肿、表皮样囊肿、神经瘤、外生骨疣、动脉瘤等。
2. **慢性炎症和胶原病**　类风湿性结节、掌腱膜挛缩、鳞状上皮癌等。
3. **退行性病变**　外生骨疣、腱鞘囊肿、黏液囊肿。
4. **感染**　寻常疣、炎性肉芽肿。
5. **代谢性疾病**　痛风石、肿瘤性钙盐沉着症。
6. **先天性异常**　血管瘤、动静脉瘘等。

（二）发病情况

1. **发病数量**　根据我们统计的病例资料：

　　1. 1959—1991 年，手部肿瘤患者占手部疾病住院患者的 5%；其中恶性肿瘤占肿瘤患者总数的 5%。

　　2. 1992—2007 年，手部肿瘤患者占手部疾病住院患者的 7%；其中恶性肿瘤占肿瘤患者总数的 14%。

　　3. 2008—2016 年，肿瘤患者占住院患者的 7.5%；其中恶性肿瘤占肿瘤患者总数的 16%。

由上统计可看出，手部肿瘤比例较前有所增加，而手部恶性肿瘤有明显增加。

2. **年龄及性别**　年龄及性别并无明显变化。

3. **肿瘤类别变化**　良性肿瘤以血管瘤及腱鞘巨细胞瘤多见，特别是后者，有明显增多的趋势。良性肿瘤中毛细血管瘤及血管球瘤增多，上皮样肉瘤是目前手外科最常见的恶性肿瘤之一，恶性黑色素瘤，特别是甲下黑色素瘤增多明显。

二、手部肿瘤的分类

　　手部肿瘤可发生于手部的不同组织，由于组织来源不同，肿瘤的发病情况及性质也不同，而对手部的影响也不同。肿瘤的分类可按组织来源分类,也可按类肿瘤、良性肿瘤、恶性肿瘤分类。

（一）组织来源及分类

手部肿瘤组织来源及分类见表 1-0-1。

表 1-0-1　手部肿瘤组织来源及分类

组织来源	类肿瘤	良性肿瘤	恶性肿瘤
皮肤	表皮样囊肿、皮脂腺囊肿、炎性肉芽肿、黏液囊肿	皮内痣、毛母质瘤、获得性进展性淋巴瘤、获得性甲周纤维角化瘤	上皮样肉瘤、原发性皮肤间变性大细胞淋巴瘤、恶性黑色素瘤、鳞状上皮癌、Merkel 细胞癌
脂肪		脂肪瘤、血管脂肪瘤、纤维软骨脂肪瘤	
纤维组织	黄色瘤	硬纤维瘤	掌跖纤维瘤病（中间性）、婴幼儿指（趾）纤维瘤病（中间性）、丛状纤维组织细胞瘤（中间性）、成纤维细胞和肌成纤维细胞瘤
滑膜腱鞘	腱鞘囊肿、慢性滑膜炎、滑囊囊肿、腱鞘滑膜结核、掌腱膜挛缩皮下结节	滑膜瘤、腱鞘纤维瘤、腱鞘巨细胞瘤、色素沉着绒毛结节性滑膜炎	滑膜肉瘤、滑膜软骨肉瘤
肌肉		血管平滑肌瘤、竖毛肌平滑肌良性肿瘤	
神经		神经鞘膜瘤、颗粒细胞瘤、神经纤维瘤、神经纤维瘤病、神经脂肪纤维瘤	恶性周围神经鞘瘤、恶性周围神经鞘膜瘤、外周原始神经外胚瘤、透明细胞肉瘤
血管		血管球瘤、血管瘤、毛细血管瘤、肌肉内毛细血管瘤	
骨	外生骨疣、骨囊肿、骨内腱鞘囊肿、动脉瘤样骨囊肿	内生软骨瘤、骨硬纤维瘤、骨软骨瘤、骨外软骨瘤、骨样骨瘤、骨巨细胞瘤、骨膜软骨瘤	恶性骨肿瘤（少）
代谢病	痛风石	肿瘤性钙盐沉着症	
其他	外毛根鞘囊肿、肌内型结节性筋膜炎	浅表性血管黏液瘤	

（二）按类肿瘤、良性肿瘤、恶性肿瘤分类

1. **类肿瘤**　腱鞘囊肿、表皮样囊肿、皮脂腺囊肿、炎性肉芽肿、痛风石,腱鞘滑膜结核,外生骨疣、骨囊肿、骨内腱鞘囊肿、动脉瘤样骨囊肿等。

2. **良性肿瘤**

（1）软组织肿瘤:毛细血管瘤、肌肉内(富于细胞性)毛细血管瘤、海绵状血管瘤、血管球瘤、黏液囊肿、硬纤维瘤、滑膜瘤、脂肪瘤、神经纤维瘤、神经纤维瘤病、外周型神经纤维瘤病、神经鞘膜瘤、多发神经鞘膜瘤、颗粒细胞瘤、神经脂肪纤维瘤、腱鞘纤维瘤、腱鞘巨细胞瘤、血管平滑肌瘤、色素沉着绒毛结节性滑膜炎、肿瘤性钙盐沉着症、Spitz 痣等。

（2）骨组织肿瘤:内生软骨瘤、骨硬纤维瘤、骨样骨瘤、骨软骨瘤(外生软骨瘤)、骨外软骨瘤、骨巨细胞瘤等。

3. **恶性肿瘤**

（1）低度恶性肿瘤:纤维瘤病——侵袭性纤维瘤病、婴幼儿指纤维瘤病——状纤维组织细胞瘤。

（2）恶性肿瘤:恶性黑色素瘤、上皮样肉瘤、鳞状上皮癌、恶性神经纤维瘤病、恶性神经鞘瘤、滑膜肉瘤、外周原始神经外胚瘤、手部恶性骨肿瘤。

三、手部肿瘤的特点

手为一运动灵活、高度敏感的器官,软组织少而薄,为身体外露部位,一旦发生肿瘤,一般多能较早发现,肿瘤多为肿块,即便较小,也易触摸到,患者多能及早就医。由于肿瘤来源于不同组织或性质不同,其硬度及活动度也不同。

手部肿瘤另外的特点是疼痛或不适感,大多数患者都因有不适感或疼痛,同时又触摸到突出的肿块即来院就诊。

某些类型的肿瘤会造成患者对疼痛极为敏感,如血管球瘤患者,有极为明显的压痛或触痛,对冷或热极度敏感,有时阵痛难以入睡或工作。另外,如骨样骨瘤患者,疼痛和压痛是它的主要症状,夜间痛更为明显。

四、手部肿瘤的诊断

通过详细了解病史及进行系统的手外科检查,一般均能得到初步的诊断。

手部肿瘤虽然能及早发现或初步诊断,但有时对一些肿瘤的性质却难以确定,常需要借助其他检查方法来确定其诊断。

1. **X 线检查** 是手部肿瘤诊断最简单、最重要的检查方法,通过检查可了解到肿瘤对骨骼造成的影响(如肿瘤造成的骨骼压迹、破坏或增生),也可看到软组织内的钙化,因此除了较表浅或与骨组织无关的肿瘤外,一般都应把 X 线作为常规检查。

2. **血管造影** 多用于血管疾患的肿瘤检查。核素扫描可提供核素在骨内活动的图像,可以判断肿瘤的位置和范围。

3. **超声检查** 是一种诊断手部软组织肿瘤的有效方法。

4. **CT 或 MRI 检查** 应在常规 X 线检查的基础上进行,以解决 X 线片不易显示或不易区分的病变。CT 可以清楚地显示肿瘤的部位、大小、范围、性质(如囊性、实质性、脂肪、钙化等)以及与周围组织的关系。对于骨肿瘤 CT 不能代替 X 线检查,但可提供有价植的资料。MRI 检查则可以提高肿瘤的检出率,但它也难以准确区分肿瘤的良性与恶性。

5. **病理** 手部肿瘤最后的确诊仍需靠病理检查的结果。

五、手部肿瘤的治疗

治疗手部肿瘤最有效的方法是手术彻底切除肿瘤。手术应尽量避免对重要组织不必要的损害,要精心仔细操作。对恶性肿瘤要根据其恶性程度及侵犯的范围,在保全生命的前提下,尽可能多保留肢体的功能。有些肿瘤需要进行放射治疗(如原发性皮肤间变性大细胞淋巴瘤),有些肿瘤术后需进行放射治疗。

(杨克非)

第二章

皮肤类肿瘤及肿瘤

第一节　表皮样囊肿

表皮样囊肿(epidermoid cyst)(包含囊肿)为类肿瘤。

【病因】　由于胚胎错构或外伤上皮带入皮内形成。

【临床】　多数病例局部都有外伤史。囊肿多位于掌侧,可见圆形或椭圆形肿物,生长缓慢,有轻压痛及波动感。若长在指骨内,X线片可见圆形透明区。肿物软、表面光滑、无弹性,触及似有波动感,囊肿可与皮肤粘连,但与深部组织常无粘连。表皮样囊肿个别病例在手指可侵犯指骨,常被误认为是肿瘤。

【病理】　囊内壁为皮肤表皮的复层鳞状上皮结构,内壁无真皮组织,囊肿外壁由纤维组织构成,囊内容物为灰白色的干酪样分层角化物质,并混杂有脱落的破碎表皮细胞(图2-1-1)。

【治疗】　可手术摘除囊肿,术后多无复发。指骨受侵犯者,在囊肿摘除后,必要时受侵指骨可行植骨(图2-1-2~图2-1-5)。

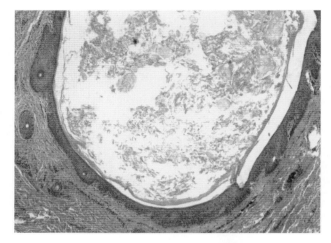

图2-1-1　表皮样囊肿病理表现

囊壁由纤维上皮构成,内衬上皮为复层鳞状上皮,囊内为角化物等。

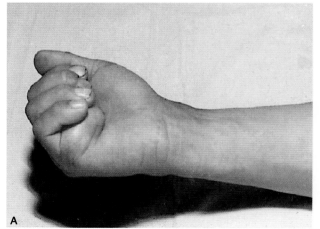

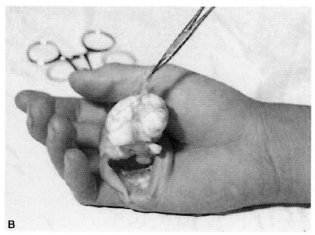

图2-1-2　表皮样囊肿病例1

A.肿物位于掌心;B.肿物切除;

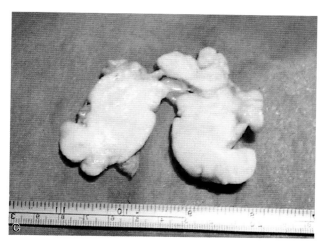

图 2-1-2(续) 表皮样囊肿病例 1
C. 切除术后的囊肿剖面。

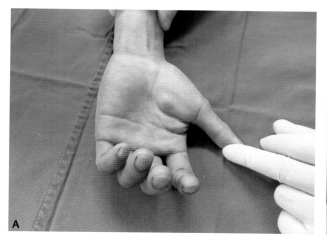

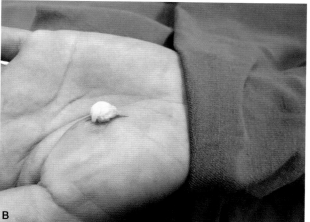

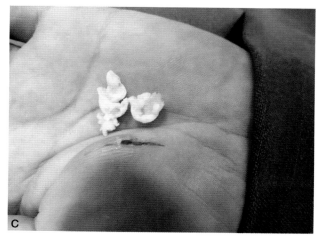

图 2-1-3 表皮样囊肿病例 2
A. 左掌心皮下肿物；B. 肿物被完整摘除，大体为白色囊状；C. 肿物外有包膜，内容物为白色豆渣样。

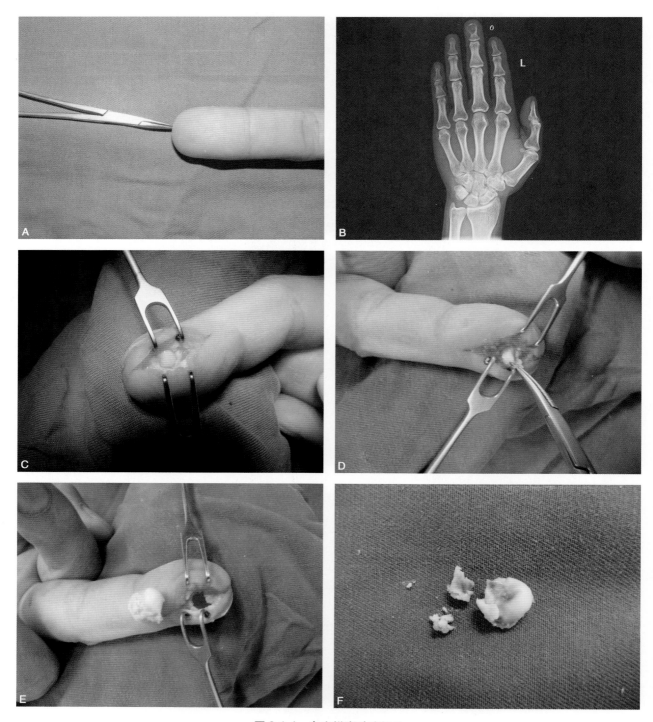

图 2-1-4　表皮样囊肿病例 3

A. 左中指末节指端尺侧轻度肿胀、轻压痛；B. X 线片示左中指末节指骨受侵囊性变；C. 手术见末节指骨内远端为一囊性肿物；D. 肿物外有包膜，手术摘除；E. 肿物完整摘除；F. 囊状肿物内容物为白色豆渣样物；

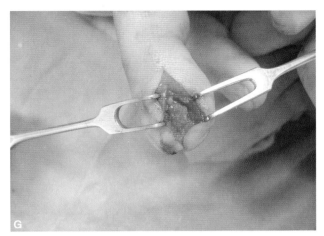
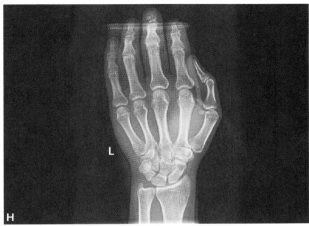

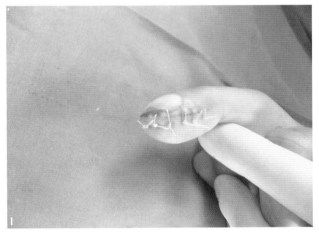

图 2-1-4(续)　表皮样囊肿病例 3

G. 骨腔内行自体骨移植;H. 植骨后 X 线片;I. 术后创口直接缝合。

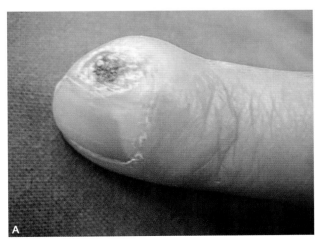
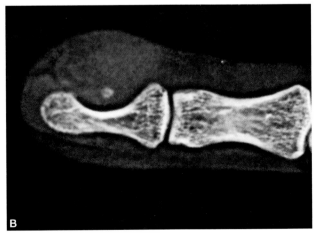

图 2-1-5　表皮样囊肿病例 4

患者主因"左示指末节肿物 2 年"入院,逐渐长大,且出现胀痛和不适。A. 左示指末节桡侧明显隆起,可触及深部肿物,大小为 1.0cm×0.5cm,质地韧,界限清楚,无移动度,触痛(+),指甲变形缺损;B. X 线片中末节手指桡侧可见软组织阴影,界限清楚,其中有异物,末节指骨桡侧骨皮质可见压迹;

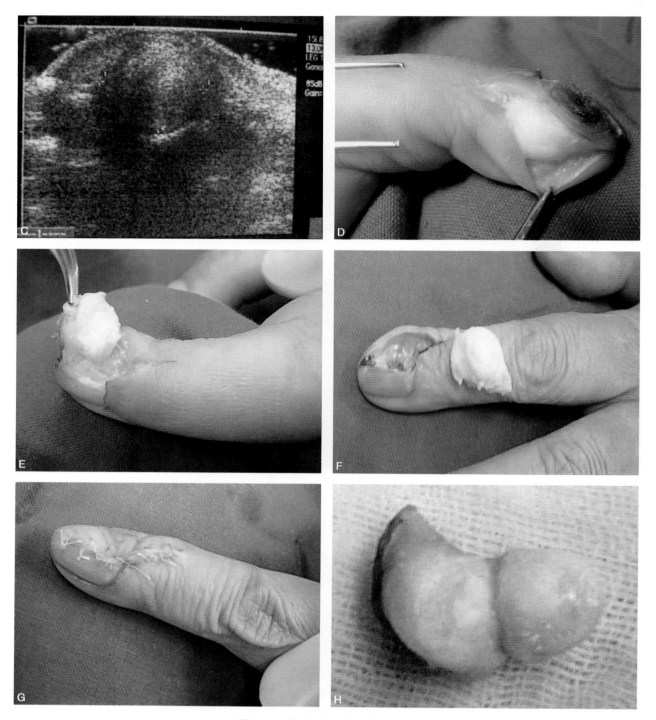

图 2-1-5(续)　表皮样囊肿病例 4

C.B 超所见:左示指末节桡侧可见到高回声包块,回声致密,边界尚清,肿物内未见血流信号;D.左示指末节桡侧行纵向切口,掀起切口两侧皮瓣,可见肿物圆形,白色包膜完整,界限清楚,与指甲有粘连;E.沿肿物边缘剥离,显露整个肿物,将粘连缺损指甲一同切除;F.完整切除肿物;G.缝合伤口;H.肿物标本剖面。

（杨克非　田文）

第二节　皮脂腺囊肿

皮脂腺囊肿(sebaceous cyst)属于类肿瘤。

【病因】　由皮脂腺增生而来。因皮脂腺排泄管阻塞,皮脂腺囊状上皮被逐渐增多的内容物膨胀而形成的潴留性囊肿。

【临床】　只发生在手的背侧(手掌侧皮肤无皮脂腺),体征及症状与表皮样囊肿类似。肿物呈圆形,与表面皮肤部分相连,小者似绿豆大,大者直径达数厘米,因与基底组织不连而可移动。有时在皮脂腺口有一黑头粉刺样小栓,受挤压时可出白色泥状皮脂。一般无其他不适,继发感染时有红肿、压痛,也可化脓溃破。注意与表皮样囊肿鉴别。(图 2-2-1、图 2-2-2)

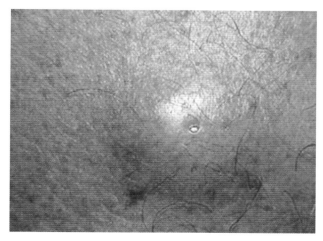

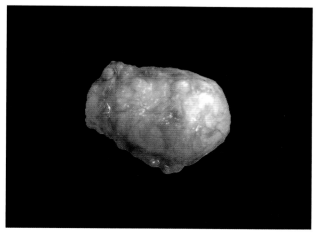

图 2-2-1　肿物只发生在手的背侧(掌侧无皮质腺),皮脂腺口有一黑头粉刺样小栓

图 2-2-2　切除的皮质腺囊肿

【病理】　皮脂腺导管阻塞而发生囊性变,囊内充满白色粉膏状皮脂腺分泌物、破碎的皮脂腺细胞及大量胆固醇结晶。囊壁外层为纤维结缔组织,内层为上皮细胞,可见皮脂腺组织,囊肿破裂时,周围可出现异物巨细胞。(图 2-2-3、图 2-2-4)

【治疗】　可手术摘除,复发机会少。

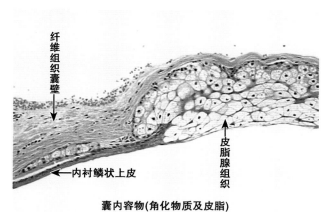

纤维组织囊壁
内衬鳞状上皮
皮脂腺组织
囊内容物(角化物质及皮脂)

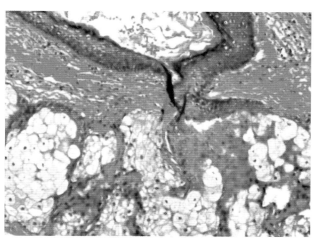

图 2-2-3　囊壁为纤维组织,内衬鳞状上皮,囊壁还包含皮质腺组织,囊内容物为角化物质及皮脂

图 2-2-4　囊壁外层为纤维结缔组织,内层为鳞状上皮细胞构成,囊壁内可见皮脂腺组织

(杨克非)

第三节   炎性肉芽肿

炎性肉芽肿(inflammatory granuloma)为类肿瘤(肉芽组织型血管瘤、毛细血管扩张性肉芽肿)。

【病因】   其发生多由外伤或感染引起,分泌物培养多有金黄色葡萄球菌。

【临床】   身体其他部位也可生长,但1/3在手部,肉芽多生长在手掌及手指背侧,肿物呈红色,直径1cm左右,呈球样或蘑菇样,表面为颗粒状肉芽,有脓性分泌物,触及易出血。有蒂、基底陷入皮内,围绕基底的皮肤呈环状游离缘。肿物多无疼痛,时间长者肉芽表面有一层脓性痂皮。(图2-3-1~图2-3-4)

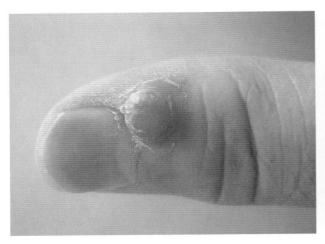

图2-3-1   位于手指背侧炎性肉芽肿

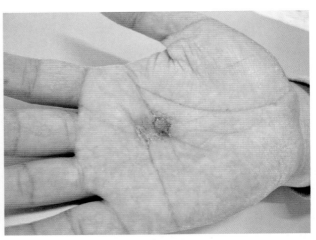

图2-3-2   位于掌心炎性肉芽肿

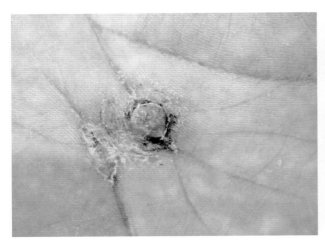

图2-3-3   肉芽肿上脓性痂皮

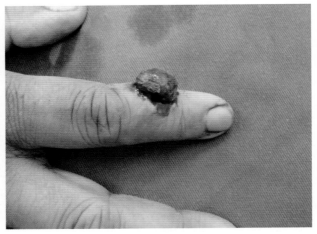

图2-3-4   位于手指侧方炎性肉芽肿

【病理】   炎性肉芽肿,又称肉芽组织型血管瘤、分叶状毛细血管瘤、化脓性肉芽肿,是发生于皮肤和黏膜面的一种息肉状毛细血管肿物。肿物呈外生息肉状向表面隆起,与相连皮肤形成衣领状改变。基本特征为分叶状、富于细胞的毛细血管肿物。每一小叶内均有一较大的、管壁常有平滑肌的营养血管。多数病例伴有继发性炎症,病变组织内见多量急慢性炎性细胞浸润,炎症明显时可使小叶状血管结构模糊。(图2-3-5、图2-3-6)

【治疗】   手术切除或植皮。(图2-3-7、图2-3-8)

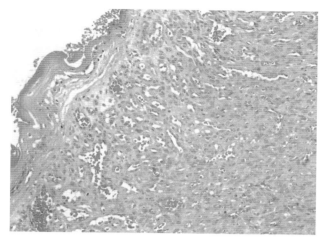

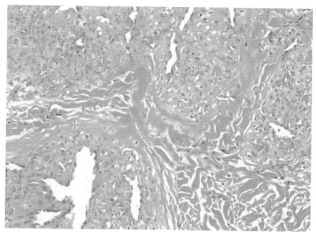

图 2-3-5　病变由增生的毛细血管构成,周边被覆鳞状上皮,部分上皮脱落,形成溃疡

图 2-3-6　病变呈分叶状结构,由胶原纤维形成分隔

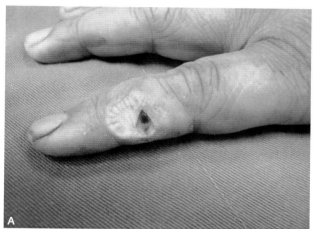

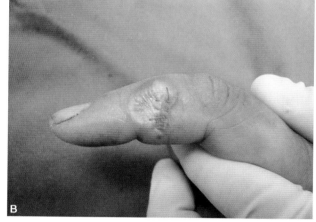

图 2-3-7　炎性肉芽肿病例 1

A. 肉芽肿蒂基底陷入皮内,基底皮肤呈环状游离缘,由蒂部离断将肿物切除;B. 扩创后伤口直接缝合。

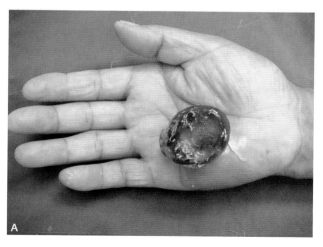

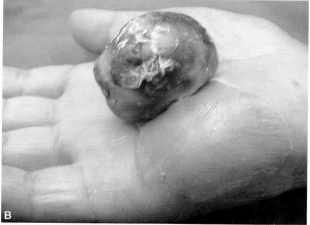

图 2-3-8　炎性肉芽肿病例 2

患者于 2 个半月前右手掌被木刺扎伤,当时出血较多,予以包扎。随后换药时发现紫红色肿物,且逐渐增大,并有出血倾向,来院求治。A. 检查见位于掌心巨大炎性肉芽肿;B. 从肿物侧方可见其蒂部较小;

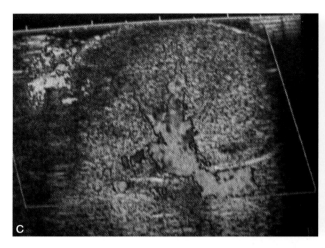

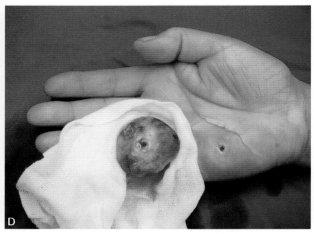

图2-3-8(续)　炎性肉芽肿病例2

C.超声检查示右手掌低回声实性肿物,肿物内血流丰富;D.蒂部离断将肿物切除。蒂根部创口较小,扩创后伤口直接缝合。

（杨克非　田文　付记乐）

第四节　黏液囊肿

黏液囊肿(mucous cyst)属于类肿瘤。

【病因】　黏液囊肿又称指黏液样囊肿,是由于真皮内透明质酸等增加而引起的囊肿。是真皮或皮下组织黏液样退行性变,可能与局部创伤有关。

【临床】　多发生在老年人,有轻痛感,多位于远指关节背侧,多为单发、半透明,可合并增生性关节炎、锤状指及指甲畸形。(图2-4-1)

【病理】　肿物位于皮内,囊性,内容物为透明胶样液,镜检囊肿壁没有上皮衬里,在无定形黏液基质中散布梭形或星芒状成纤维细胞,无炎症反应。表皮可见有角化过度、棘层肥厚,甚至溃疡和萎缩等继发性改变。(图2-4-2)

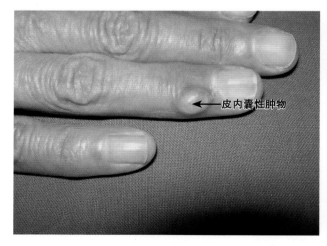

图2-4-1　皮内囊性肿物,多位于远指关节背侧,多为单发、半透明

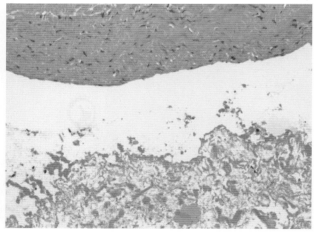

图2-4-2　囊壁由致密纤维组织构成,囊壁内没有衬里,囊内为透明胶样液

【治疗】　手术切除,断层游离植皮。非手术疗法,抽出黏液注入少量可的松,加压制动。囊肿受外伤破裂或轻度感染后,有的可自行愈合。(图2-4-3、图2-4-4)

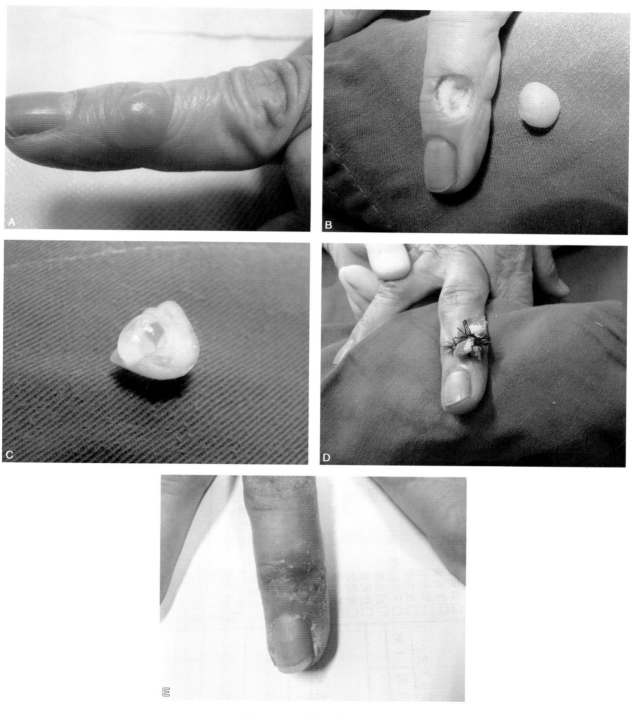

图 2-4-3　黏液囊肿病例 1

A. 位于右中指指间关节桡背侧皮内囊性肿物；B. 囊肿完整切除，囊肿在伸肌腱及关节囊浅层，创面行游离植皮；C. 囊肿内容物为透明胶冻样液；D. 创面游离植皮加压包扎；E. 术后 2 周植皮成活，创面修复。

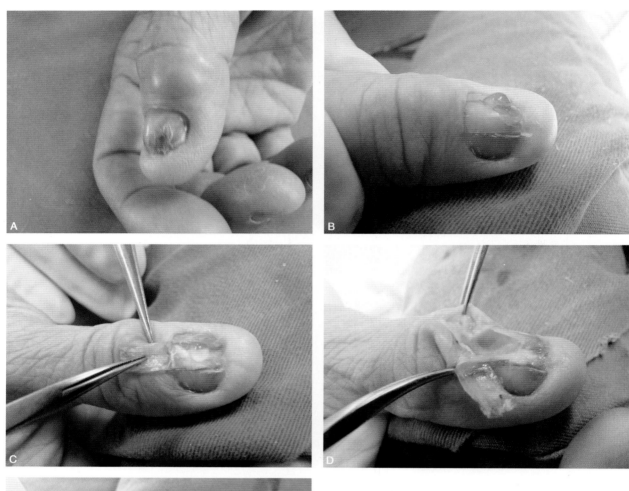

图 2-4-4 **黏液囊肿病例 2**
A. 右拇指末节背侧皮内囊性肿物,可见右拇指指甲下也隆起;B. 指甲开窗准备行指甲下肿物切除时,由切开甲窗处流出透明胶冻样液体;C. 甲窗掀开见甲下为一囊性肿物;D. 甲下囊腔与指背皮下囊腔相通。清除全部囊腔组织,病理报告为"黏液囊肿";E. 缝合皮肤创口及指甲。

（杨克非　李淳）

第五节　皮　内　痣

皮内痣(intradermal nevus)又称 Spitz 痣、Spitz 瘤、幼年黑素瘤或梭状上皮瘤。

【病因】病因未定,该病为良性,预后较好。但良性幼年黑素瘤也曾有转移报道,在组织学上与恶性黑素瘤难以鉴别。

【临床】较常见,占儿童所有痣的 10%,多在 20 岁前发病,偶见在出生时即有。诊断成人为该病须十分谨慎,因此种 Spitz 痣可能是黑素瘤而非良性痣。Spitz 痣无症状,粉红或红棕色圆顶状丘疹或结节,皮肤呈斑状或息肉状等,好发于头顶、四肢或躯干,可发生任何部位。

【病理】Spitz 痣与黑素细胞痣有相同的基本结构,典型的 Spitz 痣呈圆顶状,痣细胞呈梭形,痣边缘界限清楚,明显对称,此特征可用来与黑素瘤相鉴别—黑素瘤常表现为无序生长,不规则边缘。Spitz 痣由梭形细胞、上皮样细胞或两者混合组成,梭形细胞排列呈束状,体积较大,上皮样细胞常呈多核及奇特形状,可排列呈巢或群。(图 2-5-1)

【治疗】良性 Spitz 痣可行手术切除,预后较好。(图 2-5-2)

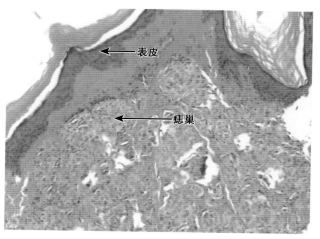

图 2-5-1　Spitz 痣病理片:梭形细胞、上皮样细胞排列呈巢

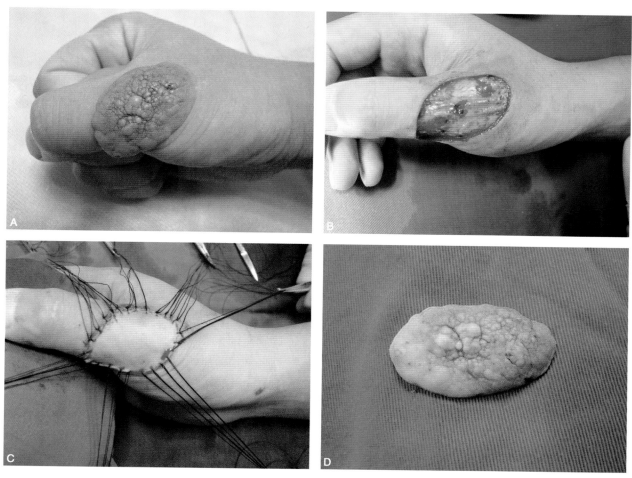

图 2-5-2　拇指 Spitz 痣病例

该患者的 Spitz 痣出生即有但很小,随年龄增长肿瘤逐渐长大。A. 外观;B. Spitz 痣切除术后;C. 创面游离植皮;D. 切除的 Spitz 痣;

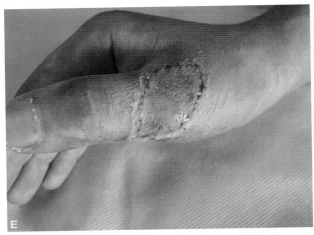
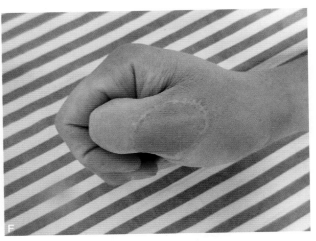

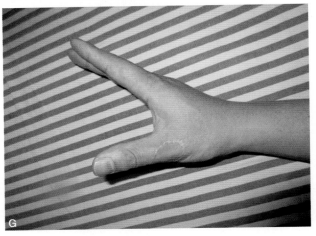

图 2-5-2(续)　拇指 Spitz 痣病例

E. 植皮成活;F. 术后 4.5 年植皮外观良好;G. 拇指功能良好。

（杨克非）

第六节　毛母质瘤

毛母质瘤(pilomatricoma)又名 Malherbe 钙化上皮瘤。

【病因】　病因不清,是源自向毛母质细胞分化的原始上皮胚芽细胞的一种良性肿瘤。有一些患者在肿瘤发生前曾有外伤史。它与肌强直性营养不良可能有一定关系。

【临床】　多为单发,生长缓慢,位于真皮深层或皮下组织内,边界清楚,蓝红色结节,突出皮肤表面,有压痛。肿瘤直径 0.5~3.0cm,为坚硬结节,可发生在头、上肢、颈部等处,放射线检查有钙化现象。女性发病率高,好发于年轻人,但 51~70 岁也是本病高发年龄,老年人毛母质瘤与儿童期肿瘤基本相似。

【病理】　瘤细胞聚集成不规则岛状,埋于成纤维细胞间质中,瘤细胞主要有嗜碱性细胞(基底细胞样细胞)和影子细胞,两者之间可有过渡的透明细胞,在影子细胞内或间质内有钙盐沉着。偶见瘤体内有黑素、小的皮脂腺和透明颗粒存在,有时可见异型性改变。（图 2-6-1~图 2-6-3）

【治疗】　早期手术切除预后好,很少复发。若有异型性改变,在手术完全切除后,要进行密切随访,少数可恶变为毛母质癌。具体病例见图 2-6-4。

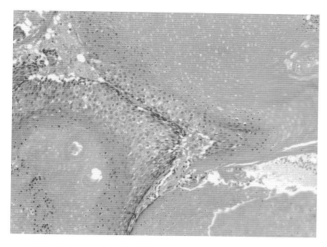

图 2-6-1 病变呈分叶状,主要由周边基底样细胞及中央区影子细胞构成,伴有钙化

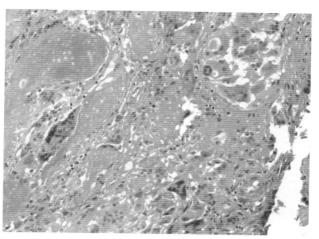

图 2-6-2 病变内异物性多核巨细胞反应(异物性肉芽肿)

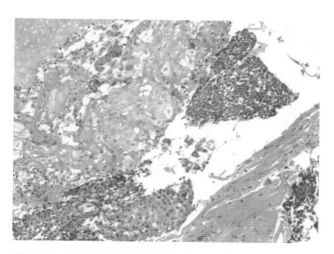

图 2-6-3 病变内可见影子细胞、透明细胞及基底细胞样细胞三种瘤细胞成分(由左至右)

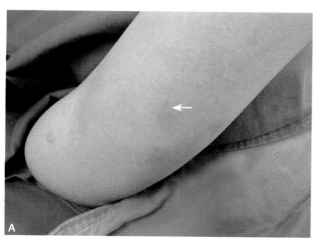

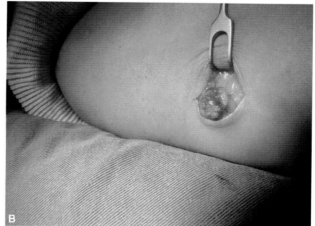

图 2-6-4 毛母质瘤病例
A.上臂皮下肿物,淡蓝红色,质硬、有压痛;B.手术见肿瘤位皮下及筋膜浅层,外有包膜,界限清楚;

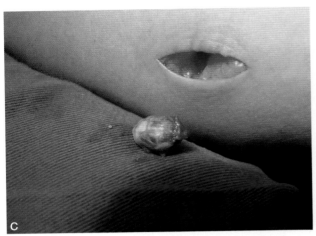
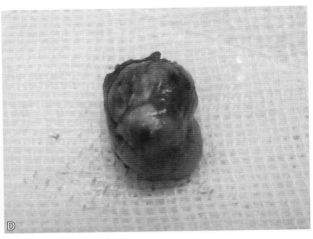
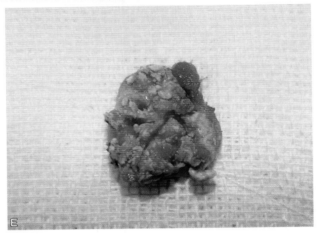

图 2-6-4（续）　毛母质瘤病例
C. 肿瘤完整剥出；D. 肿瘤外观；E. 肿瘤剖面，见内有散在的白色钙化颗粒状物。

（杨克非）

第七节　获得性进展性淋巴瘤

获得性进展性淋巴瘤（acquired progressive）属于良性淋巴管内皮瘤（benign lymphangioendothelioma）。

【病因】　先天性，或与外伤有关，例如手术和扁虱咬伤，创伤引起的继发炎症有一定作用。

【临床】　进展性淋巴瘤是一种良性、局限性、生长缓慢的肿瘤，由真皮和皮下相互连接的薄壁淋巴管组成。此瘤较少见，没有性别倾向，任何部位皮肤均可发生。病变表现为孤立的，界限清楚，红色、栗褐色或紫罗兰色斑片或肿块，常无症状，但也可出现触痛、疼痛或瘙痒。它缓慢生长多年，可达数厘米。

【病理】　它的特征表现为纤细、扩张的淋巴管被覆单层单一型内皮细胞，随着病变向真皮深层进展，管腔变窄，分隔胶原束，围绕残存的血管和皮肤附属器，内皮细胞比正常淋巴管多，紧密排列，核可以被染色，没有明显核异型性。（图 2-7-1~图 2-7-3）

【免疫组化】　内皮细胞通常着染 CD31 和 CD34。

【治疗】　手术切除，创面游离植皮，术后很少局部复发。（图 2-7-4）

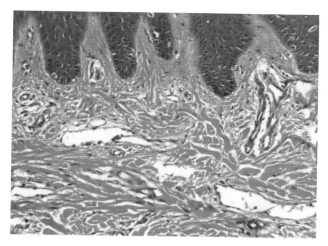

图 2-7-1　增生、扩张的淋巴管在其皮层生长,管腔不规则,部分呈裂隙状,衬复单层立方上皮,管壁之间为胶原纤维

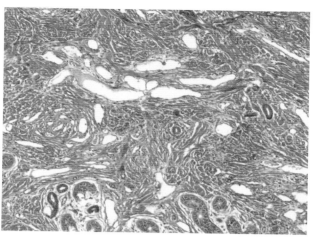

图 2-7-2　裂隙状扩展的淋巴管分隔胶原束,围绕残存的血管和皮肤附属器

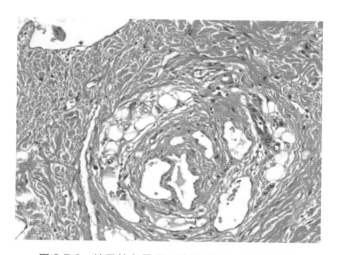

图 2-7-3　扩展的多量淋巴管围绕在中央血管周围

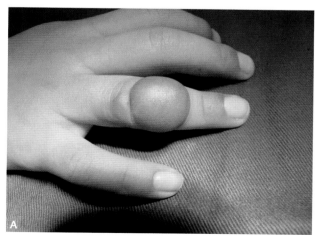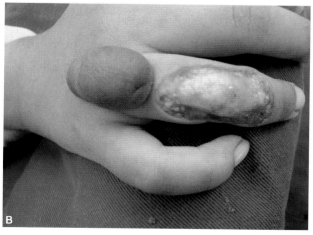

图 2-7-4　获得性进展性淋巴瘤病例

A. 右环指背肿瘤(右环指肿物生后即有,随年龄增长肿物渐大);B. 肿瘤切除;

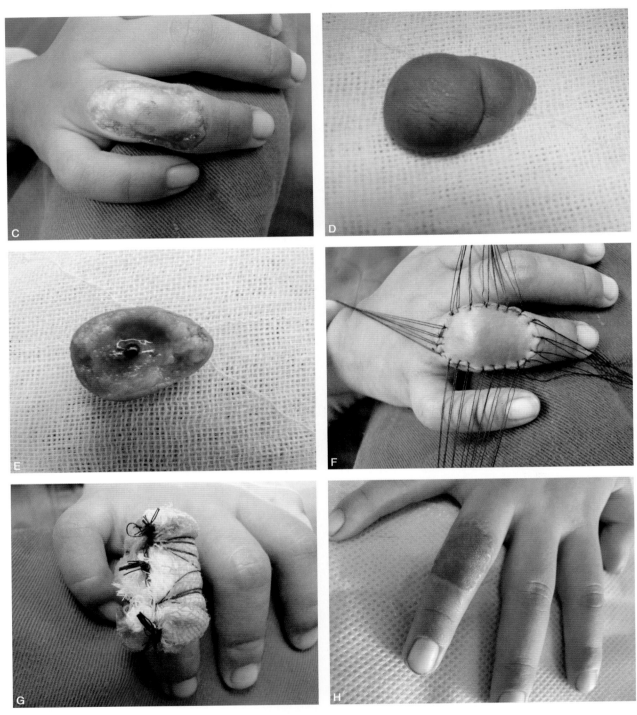

图 2-7-4(续) 获得性进展性淋巴瘤病例
C. 环指背肿瘤切除后创面;D. 切除肿瘤背面;E. 切除肿瘤断面;F. 环指背创面游离植皮;G. 植皮加压包扎;H. 植皮成活;

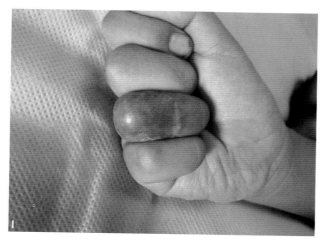

图 2-7-4（续）　获得性进展性淋巴瘤病例
I.环指屈伸功能正常。

（杨克非）

第八节　获得性甲周纤维角化瘤

【病因】　目前仍不清楚,多考虑与外伤因素有关,也有报道发生于急性葡萄球菌引起甲沟炎后。

【临床】　获得性甲周纤维角化瘤(acquired periungual fibrokeratoma,APF)多为单发,从近心端甲皱襞长出,有时也发生于甲床。质硬,颜色与指甲相似,生长在指甲一侧或中间,顶部较为尖锐,甲板可由于瘤体的压迫形成纵行条状凹陷。无明显压痛及触痛。指背肿物与指甲可分离。

【病理】　组织病理学特点:①损害呈指状隆起于皮肤表面-表皮角化过度,棘状增厚,表皮突常增宽,分成支状。②真皮中可见与表皮垂直走行、增厚、交织的胶原纤维束。瘤组织由粗大胶样纤维及散在梭形成纤维细胞交错排列组成,间质呈玻璃样变,呈瘢痕疙瘩样。(图 2-8-1、图 2-8-2)

【鉴别诊断】　本病应与残留的多指(趾)症相鉴别,后者常见于第五指(趾)的根部,出生时就已存在,且常为双侧性,病理见损害内存在多数神经束,特别在损害的基底。

【治疗】　手术切除术后复发罕见,而激光治疗后易复发。(图 2-8-3)

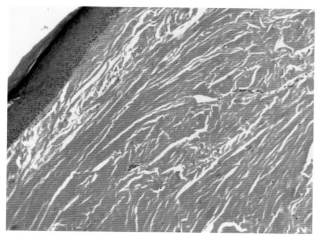

图 2-8-1　瘤组织位于真皮内并穿插至皮下组织,由丰富粗大的胶原纤维及少量束状增生的成纤维细胞构成

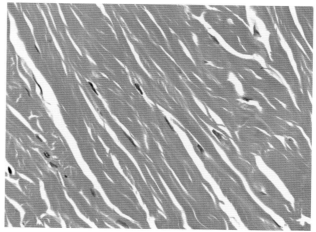

图 2-8-2　胶原纤维丰富粗大,部分玻璃样变。成纤维细胞大小形态相仿,染色质均匀,大部分可见小而清晰的核仁,部分核深染一致,核分裂少见

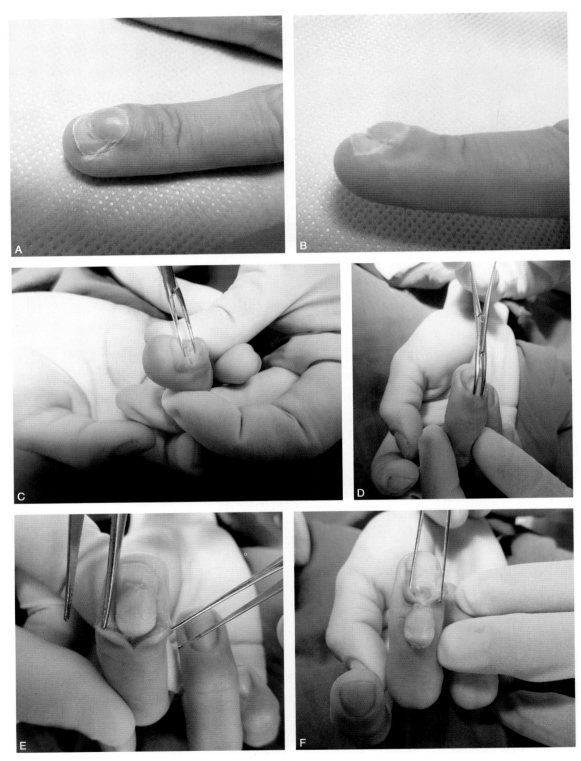

图 2-8-3　获得性甲周纤维角化瘤病例

A. 患者左中指末节指背肿物 10 余年,渐大,从近心端甲皱襞中间长出,质硬,表面光滑,颜色与指甲相似,10 年前手指曾有夹伤史;B. 顶部较为尖锐,无明显压痛及触痛;C. 肿物与指甲不相连可分离;D. 肿物与背侧皱襞可钝性分离;E. 纵行切开皮肤,肿物近端下层仅与甲根组织相连;F. 肿物可完整分离,切断相连组织,肿物完整摘除,肿物下指甲受压凹陷;

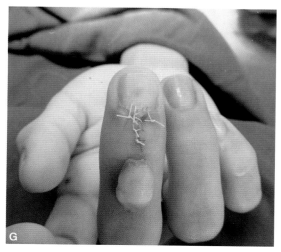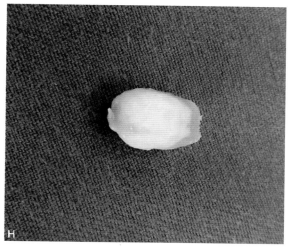

图 2-8-3(续) 获得性甲周纤维角化瘤病例
G.指背皮肤可直接缝合无创面外露;H.肿物被完整摘除。

（付记乐 张家盛 杨克非）

参 考 文 献

[1] CAHN R L. Acquired periungual fibrokeratoma：A rare benign tumor previously described as the garlic-clove fibroma[J]. Arch Dermatol,1977,113(11)：1564-1568.

[2] BART RS,ANDRADE R,KOPF AW,et al. Acquired digital fibrokeratomas[J]. Arch Dermatol,1968,97(2)：120-129.

[3] 狄梅,朱英. 获得性指(趾)部纤维角化瘤和获得性甲周纤维角化瘤的临床和病理分析[J]. 中国医药,2012,7(4)：500-502.

[4] YASUKI Y. Acquired periungual fibrokeratoma：—a proposal for classification of periungual fibrous lesions[J]. J Dermatol,1985,12(4)：349-356.

[5] KINT A,BARAN R. Histopathologic study of Koenen tumors：Are they different from acquired digital fibrokeratoma? [J]. J Am Acad Dermatol,1988,18(2)：369-372.

第九节 上皮样肉瘤

【病因】上皮样肉瘤(epithelioid sarcoma,ES)组织来源不明,多认为其起源于具有多向分化潜能的原始间叶细胞。它是一种罕见的软组织低度恶性肿瘤。多为缓慢生长的皮内或皮下结节。几乎所有的损害均发生于四肢,一半以上发生于手或腕部。

【临床】1970 年由 Enzinger 首次报告。本病诊断的三个主要特点是:①产生嗜银纤维的上皮样细胞;②形成许多胶原纤维围绕的上皮样细胞结节;③结节中央变性或坏死。主要发生于 20~40 岁青年人,2/3 发生于男性。好发于四肢远端,尤以指侧、手掌、前臂屈侧及腕部多见,也称远端型(distail type)或普通型(conventional form)ES。也可见于头、颈部及阴部,称为近端型或近心型(proximal type)ES。初发皮损为真皮或皮下结节及斑块,褐红或灰黑色,最初是皮下 1cm 左右无痛结节,2~3 个月后中央易发生溃疡、破溃,渐向深部浸润,四肢近侧皮肤常沿筋膜面或血管、神经向心性发展,临床表现类似于淋巴管型孢子丝菌病。深部损害附着于筋膜、腱鞘及骨膜,伴肢体肿胀、疼痛及活动障碍。本病发展缓慢,局部切除后常复发,早期有淋巴结转移,后期常转移至肺。肿瘤特征为形成多个肉芽肿样结节(假肉芽肿),边界较清楚,形状不规则。结节中心常发生坏死,也常合并出血和囊性变,也可见慢性炎症细胞浸润。多个中心有坏死的结节可互相融合,形成地图样坏死。因本病少见,临床上易被误诊为溃疡和脓肿、孢子丝菌病。病理上易被误诊为肉芽肿、鳞状细胞癌等。

【病理】肿瘤多位于真皮、皮下及深层组织,主要特征是上皮样瘤细胞呈不规则结节状,中央常发生坏死,周边有上皮样细胞呈栅栏状排列,并混有多少不等的梭形细胞,瘤细胞呈多边形、体积较大,肥胖梭形或大圆形,胞浆深伊红或淡染,核圆形、染色深浅不等。亦可呈泡状,常有轻度到中度的多形性。(图 2-9-1~图 2-9-6)

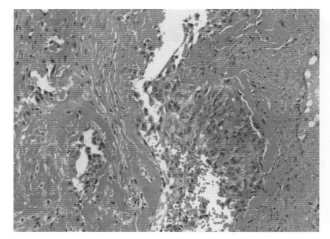

图 2-9-1　肿瘤呈上皮样巢团状排列,周边硬化,瘤细胞轻度异型性,核分裂少见

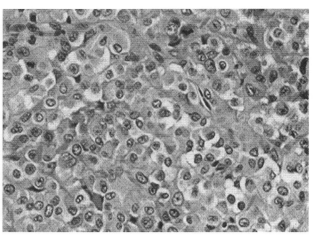

图 2-9-2　结节的周边为上皮样瘤细胞,体积较大,多边形或圆形、卵圆形;细胞核圆形或卵圆形,轻度异型,核呈空泡状,可见小核仁

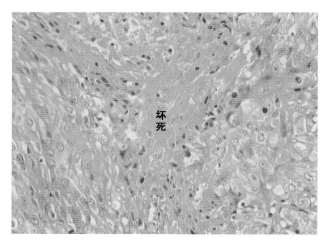

图 2-9-3　上皮样肉瘤,结节中央呈退变及坏死

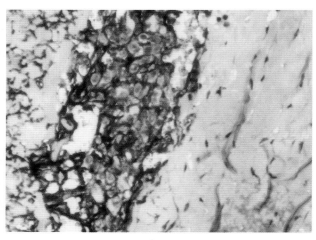

图 2-9-4　免疫组化显示瘤细胞 CD34 阳性

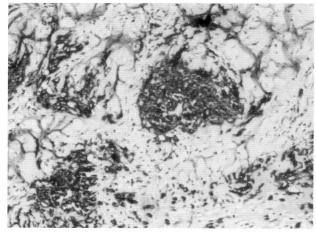

图 2-9-5　免疫组化显示瘤细胞 AE1/AE3 阳性

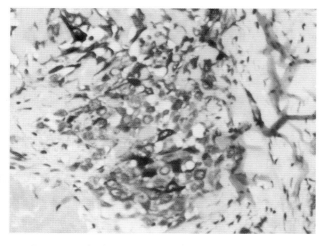

图 2-9-6　免疫组化显示瘤细胞 CK8/18 阳性

【治疗】 早期诊断、早期治疗是本病的诊治关键。根治性手术或截肢(指)依然是首选的治疗,可获痊愈。治疗以局部扩大切除为主。如若病变累及整个手指,则宜完全切除病变指。对复发病例也应尽可能扩大切除范围或离断病变肢(指)体。ES 易通过淋巴转移,手术时还应尽量清扫病变附近的淋巴结,术后辅以化疗和放疗。但化疗和放疗的疗效尚不确切,对手术部位做大剂量放疗可能有辅助价值。

本病具有侵袭性,往往沿着筋膜、肌腱和神经鞘生长,易于复发和转移,且复发常为多灶性。复发率 65%~77%,甚至可高达 85%,主要取决于首次切除的范围是否充分。45%~75%的病例可发生转移,最常见的首发转移部位是淋巴结(48%),其次为肺(25%),也可转移至头皮、骨和脑等组织。具体病例见图 2-9-7、图 2-9-8。

【预后】 对预后不利的因素:①诊断时年龄较大;②肿瘤>5cm,累及深部组织;③细胞核的多型性,高度的核分裂活动,瘤细胞的多倍体性;④血管和/或神经侵犯;⑤多次复发,淋巴结转移等;⑥性别及部位:预后也与性别、部位等有关,女性 5 年生存率可达 80%,而男性只有 40%;远端型预后较好,而近端型更有侵袭性,或至少转移较早,预后较差。

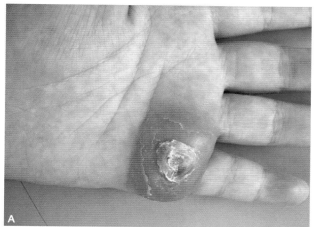
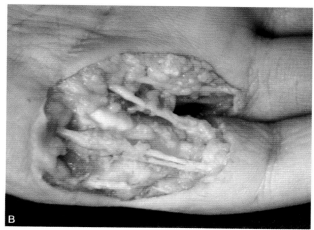

图 2-9-7 手掌部上皮样肉瘤病例
A.术前病变外观;B.手术扩大切除,创面植皮。

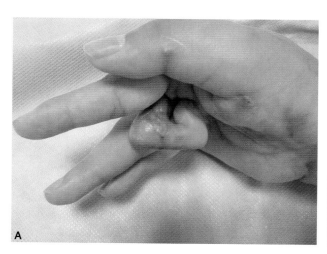
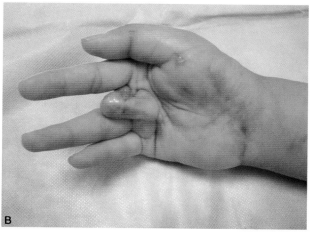

图 2-9-8 上皮样肉瘤病例 2
A.5 年前右中指侧方黑色皮下小肿物,外院行手术局部切除,诊断为"纤维组织瘤样变"。1 年后肿物复发,中指渐屈曲;B.掌部又出现多个肿物;

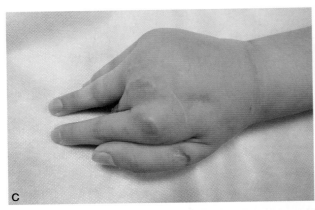
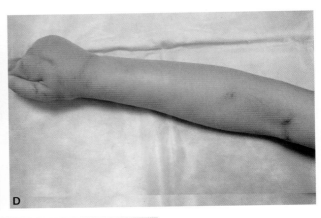
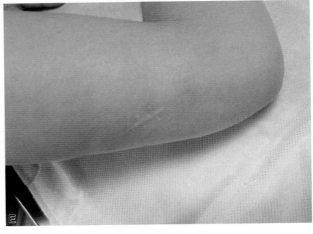

图 2-9-8(续) 上皮样肉瘤病例 2

C. 手背出现肿物。全手肿胀,手指屈伸受限。2 年前外院行手背肿物切除及病理检查,诊断为"纤维瘢痕组织瘤样增生";D. 术后前臂皮下出现多处肿物;E. 现来院检查,发现上臂皮下多处肿物,腋部淋巴结肿大。再次复查前两次病理片,同时行免疫组化检查,最后确诊为"上皮样肉瘤"。因早期多次诊断错误,延误治疗,病变发展为整个上肢。经全身检查,肺部等多个部位存在转移性病灶,从而失去了截肢手术条件。

（杨克非 李淳）

第十节 原发性皮肤间变性大细胞淋巴瘤

【病因】原发性皮肤间变性大细胞淋巴瘤(primaiy cutaneous anaplastic large cell lymphoma,C-ALCL)由间变的、多形性或免疫母细胞形态的大细胞组成。绝大多数(>75%)的肿瘤细胞表达 CD30,这种疾病必须与系统性间变性大细胞淋巴瘤(anaplastic large cell lymphoma,ALCL)皮肤累及相鉴别。

【临床】大多数患者表现为单发的局部结节或肿块,有时是丘疹,还常伴有溃疡形成。约 20% 的患者表现为多灶病变。此病最常受累的部位包括躯干、面部、四肢和臀部。男女之比为(2~3):1。皮肤病变可部分或完全地自发消退,类似于淋巴瘤样丘疹病,这些淋巴瘤经常在皮肤复发。约 10% 的患者发生皮肤外播散,主要累及局部淋巴结。

【病理】组织病理学显示黏附成片的 CD30 阳性大细胞(通常为非嗜表皮的)弥漫浸润。绝大多数病例肿瘤细胞有特征性间变细胞的形态,显示圆形、卵圆形或不规则形核、明显的嗜酸性核仁和丰富的胞浆。少数病例(20%~25%)显示非间变(多形性或免疫母细胞)的形态。在病变周边常出现反应性淋巴细胞。溃疡性病变可以显示为 LYP 样组织学形态,即大量炎症细胞浸润(反应 T 细胞、组织细胞、嗜酸性粒细胞、嗜中性粒细胞)和相对少量的 CD30 阳性细胞。在这样的病例表皮增生可能很明显。罕见的嗜中性粒细胞丰富,炎症背景非常显著。(图 2-10-1~图 2-10-3)

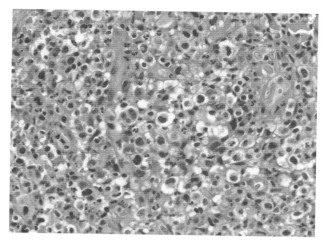

图 2-10-1　病变位于真皮层,由明显异型的 T 淋巴细胞构成,尚见嗜酸性粒细胞及中性粒细胞浸润

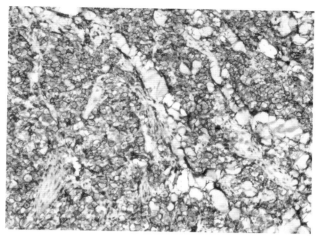

图 2-10-2　免疫组化:异型淋巴细胞 CD3⁺

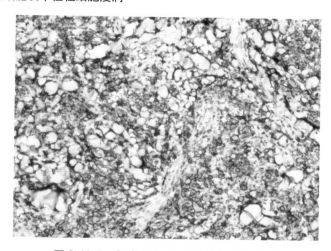

图 2-10-3　免疫组化:异型淋巴细胞 CD30⁺

【治疗】

1. 对于表现为单发皮损的患者,或者只有少量局限皮损的患者,放疗或者手术切除是首选治疗。

2. 表现为多发性皮损的,最好给予放射治疗。

3. 预后通常很好,10 年生存率约为 90%。表现为多织性皮肤病变的患者和局部淋巴结累及的患者与有皮肤病变者具有相似的预后。具有间变形态和非间变(多形性或免疫母细胞)形态病例在临床表现、临床行为或预后方面没有差别。具体病例见图 2-10-4。

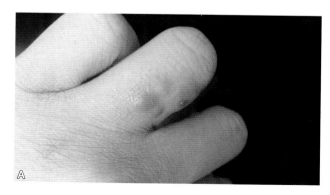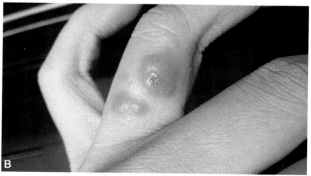

图 2-10-4　原发性皮肤间变性大细胞淋巴瘤病例
A. 患者无外伤史,25 天前左环指突发红肿丘疹;B. 丘疹渐大;

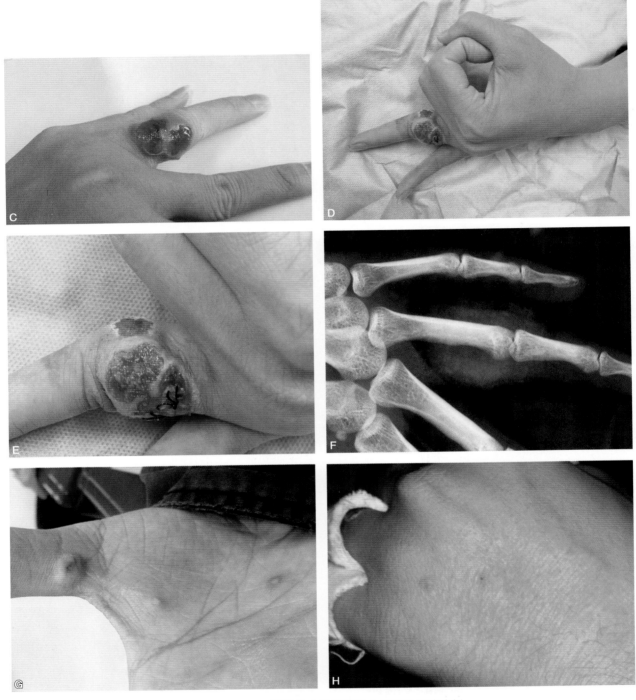

图 2-10-4(续) 原发性皮肤间变性大细胞淋巴瘤病例
C. 数日后右示指皮疹形成溃疡;D. 左环指皮疹形成溃疡创面;E. 创面渐大,分泌物增多;F. X 线片中骨质未见异常;
G. 患者逐渐出现全身散发皮疹,如右手掌皮疹;H. 左手背皮疹;

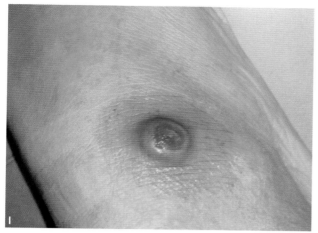
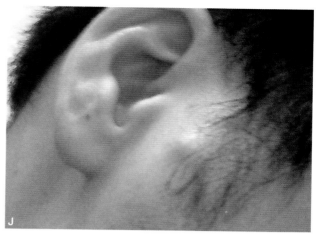

图 2-10-4(续)　原发性皮肤间变性大细胞淋巴瘤病例

I. 右上臂皮疹;J. 耳颊部等处皮疹经化疗后皮疹全部消失。现患者全身皮肤无明显皮疹及肿瘤病灶,全身浅表淋巴结未触及肿大。

（杨克非）

第十一节　恶性黑色素瘤

【病因】　恶性黑色素瘤(malignan melanoma)病因不清,可能与皮肤色素、日光、种族、内分泌、外伤及感染有关。

【临床】　甲下恶性黑色素瘤发病率上升。肿块黑杂色、边缘不整、表面不规则被称为临床三联征。（图2-11-1~图2-11-3）

【病理】　病变多发生于真皮和表皮交界处,瘤细胞类似痣细胞,但明显异型,细胞间质和细胞内充满黑色素,根据细胞形态和黑色素量的不一,可分5型:①大上皮样细胞,多见,细胞呈多边形;②小上皮样细胞,核大而不典型;③梭形细胞,胞质呈原纤维样,核大染色深;④畸形细胞,为单核或多核;⑤树枝突细胞,比正常黑色素细胞大,胞核异型。（图2-11-4）

【治疗】　手术切除是最重要的治疗手段,手指恶性黑色素瘤手术需超过病变近端一个关节截指或系列截指,如有淋巴结转移需同时行淋巴结清扫。（图2-11-5）

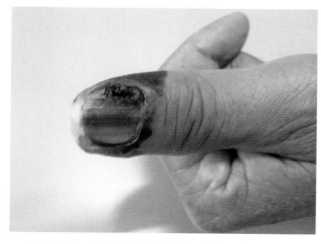
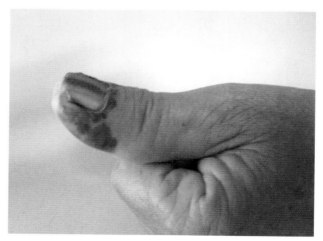

图 2-11-1　拇指恶性黑色素瘤,肿块黑杂色、边缘不整、表面不规则

图 2-11-2　拇指恶性黑色素瘤

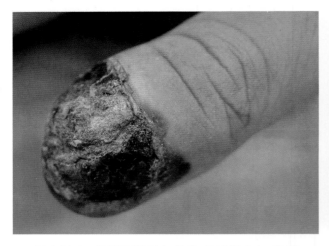

图 2-11-3   拇指恶性黑色素瘤,肿块黑杂色、边缘不整、表面不规则

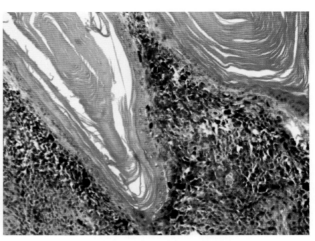

图 2-11-4   上皮下异型性色素细胞弥漫性浸润真皮组织图

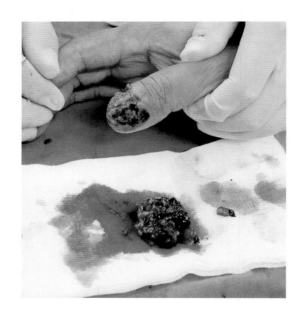

图 2-11-5   拇指恶性黑色素瘤,手术需超过病变近端一个关节截指或系列截指

(杨克非   李淳   田文)

第十二节   鳞状上皮癌

【病因】 鳞状上皮癌(squamous epithelial carcinoma)是表皮上皮细胞的一种恶性肿瘤,局部慢性刺激如长期不愈合的溃疡、窦道或不稳固的瘢痕、化学药物作用、放射性皮炎、长期日照等是致癌的主要原因。

【临床】 多发生在中年以后,男性较女性多见,多位于手背侧,病程进展较慢,表现为浅溃疡、斑片或结节,周围皮肤常显示日光损害改变。

【病理】 肿瘤由来自表皮的成巢、成片、成条的鳞状上皮细胞组成,向真皮浸润,伴有不同程度的角化和角栓形成。

镜检为大量排列紊乱、分化不好的鳞状上皮细胞或皮肤基底细胞,与周围皮肤及基底组织分界不清,形成癌巢,延伸到真皮四周深处。细胞具有丰富的嗜酸胞浆和大的、肥壮细胞核。(图 2-12-1~图 2-12-3)

【治疗】 对手部有癌变可能的慢性病变,应采取预防措施,切除癌前期病变杜绝恶性变的可能,局部广泛切除,以植皮修复创面,晚期考虑截肢或截指。(图 2-12-4、图 2-12-5)

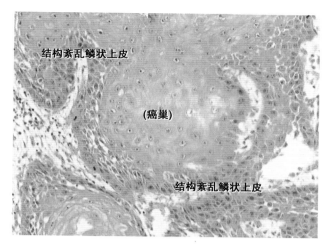

图 2-12-1　大量排列紊乱、分化不好的鳞状上皮细胞或皮肤基底细胞,与周围皮肤及基底组织分界不清,形成癌巢

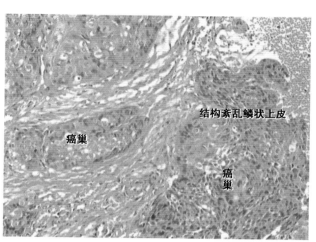

图 2-12-2　结构紊乱鳞状上皮、癌巢

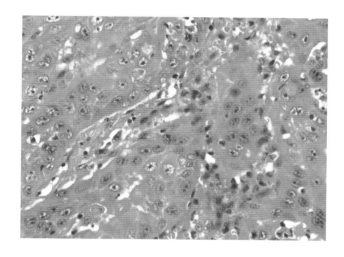

图 2-12-3　瘤组织排列呈片块和条索状,癌巢的边缘能见到类似基底细胞的癌细胞,中间为相当于棘细胞的多边形癌细胞

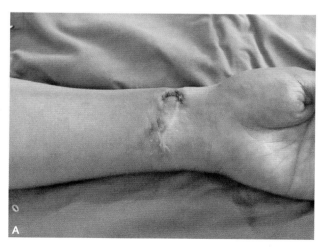

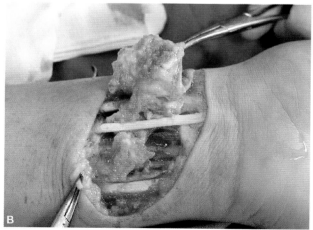

图 2-12-4　腕部肿瘤术后复发病例
A.术前病变部位外观;B.再次手术扩大切除,创面植皮。

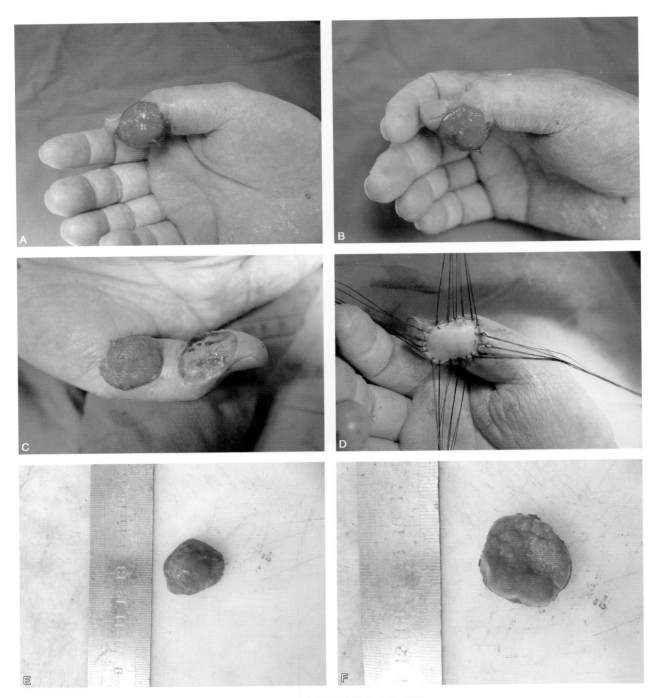

图 2-12-5   右拇指鳞状上皮癌病例
A、B. 右拇指肿瘤术前外观;C. 肿瘤扩大切除;D. 创面植皮;E. 切除的肿瘤背面;F. 切除的肿瘤剖面;

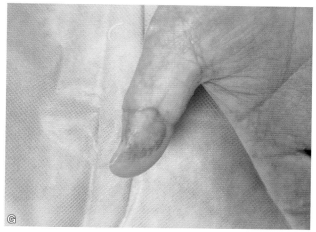

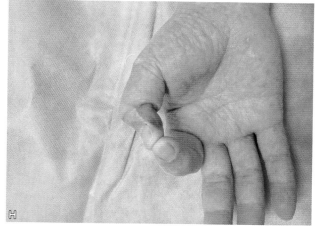

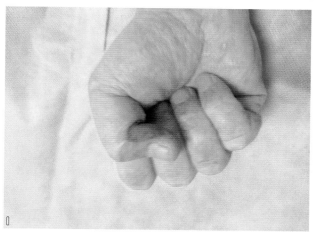

图 2-12-5(续)　**右拇指鳞状上皮癌病例**
G.拇指创面植皮成活;H.拇指功能恢复——拇指对掌;I.拇指握拳。

（杨克非）

第十三节　Merkel 细胞癌

【病因】Merkel 细胞癌(Merkel cell carcinoma)是一种少见的呈上皮和神经内分泌分化的原发性皮肤癌,肿瘤细胞与 Merkel 细胞有相似的形态学、免疫组化学和超微结构特点,但在组织起源上的直接关联尚未得到证实。Merkel 细胞癌的解剖部位和地理分布提示,日光照射是其主要的危险因素。实质器官移植者以及 HIV 感染者发病率较高,则提示慢性免疫抑制对其发病有作用。

【临床】大多数 Merkel 细胞癌位于白光照射部位皮肤,最常受累的部位是头额部(50%)和四肢(40%),位于躯干和外阴者<10%,发生于黏膜表面者罕有报道。大多数肿瘤为孤立性病变,表现为无痛性、半球形结节或硬结斑块,为红色、紫色或肉色,有时形成溃疡,一般在数周或数月内快速生长,大多数病变直径<2cm。

病变扩散和分期:Merkel 细胞癌局部复发率、区域淋巴结转移率,以及最终发生的血行和淋巴转移率都很高。做出组织病理学诊断以后的临床分期至少必须包括胸部 X 线片和腹部 CT,以除外其他部位可能存在的原发病灶和评价有无转移性病变的存在。除了眼睑、外阴和阴囊以外,其他部位发生的 Merkel 细胞癌,分期参考非黑色瘤性皮肤癌的 TNM 分期系统。

【病理】Merkel 细胞癌是一种小蓝细胞肿瘤,由大小一致、核呈圆形或卵圆形、胞浆很少的细胞构成。

肿瘤细胞核膜清晰,染色质细而散布,核仁一般不明显,分裂相和核碎片很多,可见灶状梭形细胞分化。肿瘤以真皮为中心,常累及皮下脂肪,表皮内可见派杰样浸润,偶尔肿瘤细胞可完全局限于表皮,部分病例表皮形成溃疡,肿瘤在真皮内呈弥漫片状或实性巢状分布。病变大者可出现灶状坏死。Merkel 细胞癌伴发原位或浸润性鳞状细胞癌者并不少见,伴发病变可呈鳞状上皮和汗腺双向分化表型,甚至出现鳞状上皮、腺样和黑色素细胞三种分化表型。(图 2-13-1、图 2-13-2)

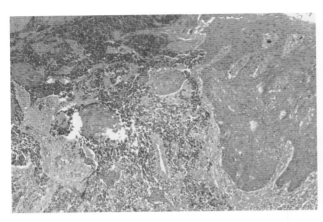

图 2-13-1 肿瘤由大小相对一致的小蓝细胞构成,以真皮为中心呈弥漫片巢状、条索状分布浸润,局部可见表皮侵犯,间质纤维增生(HE×100)

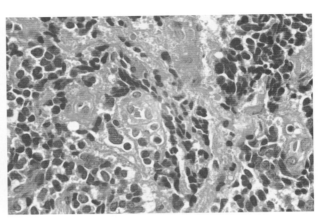

图 2-13-2 瘤细胞大小相对一致,呈圆形或卵圆形,胞浆很少,核膜清晰,染色质散布或深染,少量可见核仁(HE×400)

【鉴别诊断】基底细胞癌、黑色素瘤、淋巴瘤、汗腺癌、低分化鳞状细胞癌、转移性神经母细胞癌、转移性神经内分泌瘤。

【治疗】手术彻底切除肿瘤。要注意是否存在组织病理和免疫学提示预后不好的特点(包括分裂>10 个/HBF、细胞小、血管淋巴浸润以及 CD44 阳性等),如存在则预示该病例极易复发或转移。(图 2-13-3)

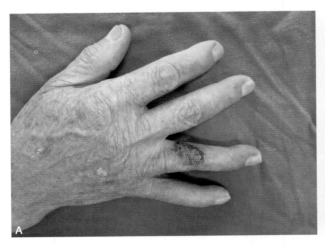
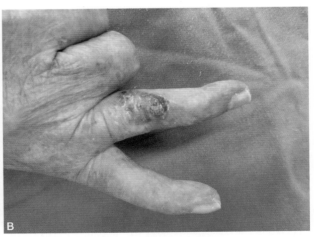

图 2-13-3 Merkel 细胞癌病例

A、B. 8 个月前无明显诱因,发现右环指背侧肿物,初期米粒大小,后迅速长大,并形成溃疡,病理活检为 Merkel 细胞癌。决定行环指截除手术;

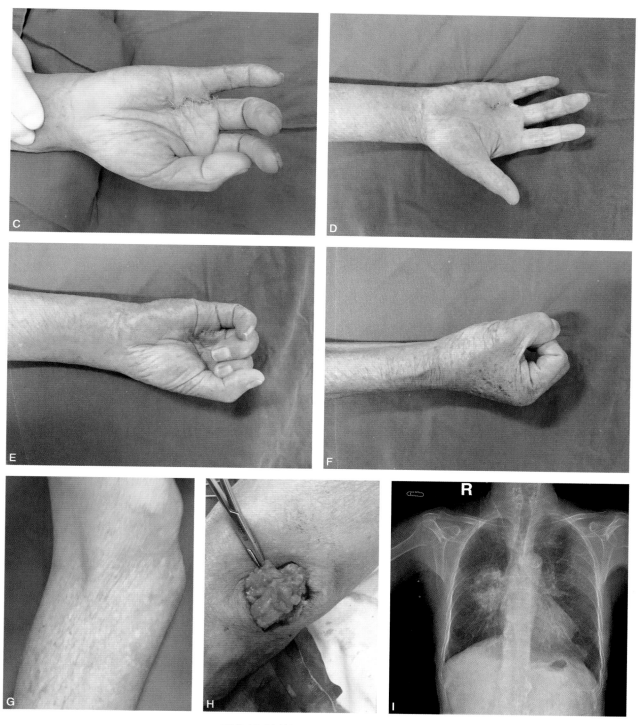

图 2-13-3(续)　Merkel 细胞癌病例

C. 截指术后；D. 术后近 4 周；E. 早期练习活动；F. 早期功能练习；G. 术后 10 个月发现右肘后皮下出现肿物；H. 手术探查切除肿物。病理检查报告为：Merkel 细胞癌，证实肿瘤已转移；I. 取病理前发现患者肺部癌细胞已转移，数日后患者病故。

（杨克非　杨松）

第三章

滑膜腱鞘类肿瘤及肿瘤

第一节 腱鞘囊肿

腱鞘囊肿(ganglion cyst)为类肿瘤。

【病因】 不清,多数人认为是关节囊、韧带、腱鞘的结缔组织因局部营养不良发生退行性变造成囊肿,部分病例与外伤有关。

【临床】 是手部最常见的肿物,多见于青年,常见于手的三个部位:①腕背(图 3-1-1A);②腕掌桡侧(图 3-1-2);③掌指关节处屈肌腱鞘上(图 3-1-3)。其他部位也有可能生长,如掌心(图 3-1-4)、大鱼际肌间隔中(图 3-1-5)等。患者有的无任何不适,有的感局部胀痛、挤压痛,肿物大的有囊性感,小的如米粒硬如骨质。

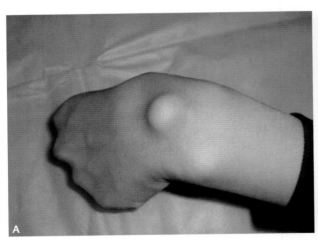
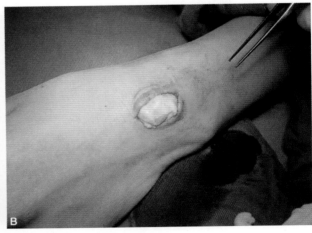
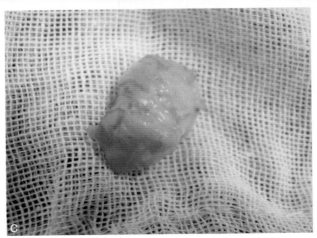

图 3-1-1 腱鞘囊肿病例
A. 术前病变部位外观,囊肿多位于腕背部;B. 手术切开皮肤暴露囊肿;C. 囊肿被完整切除。

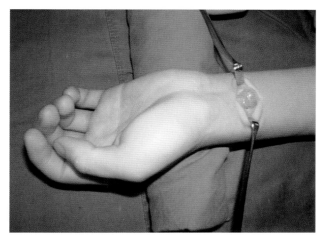

图 3-1-2 囊肿易生长在腕掌桡侧

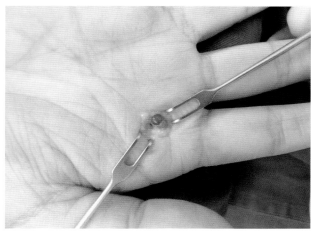

图 3-1-3 囊肿也易生长在掌指关节处屈肌腱鞘上

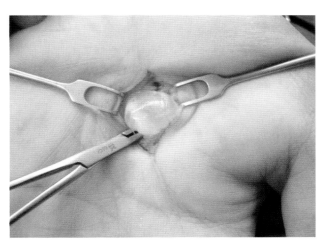

图 3-1-4 囊肿也可生长在掌心

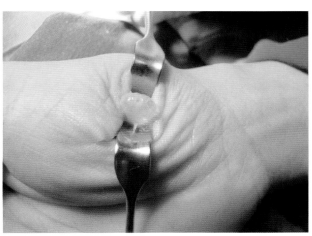

图 3-1-5 囊肿生长在大鱼际肌肌间隔中

囊肿可突然发现,也可由小到大,有的自然消失以后再长出,有的生长在神经附近压迫神经

【病理】 囊腔多为单腔,也有多房者。腱鞘囊肿是关节或肌腱附近某些组织的黏液变性所形成,多附着于关节囊上或在腱鞘内。囊壁为纤维组织构成,无内衬上皮,囊内为胶样黏液。(图 3-1-6)

【治疗】 少数病例于皮下自行破裂,囊肿消失后不再复发。

1. **非手术疗法** 压破、吸出囊液、注入可的松药物,以上治疗虽可缓解症状,但易复发。若反复进行上述方法治疗,有可能造成囊肿与周围组织粘连,给以后的手术切除造成困难。

2. **手术疗法** 切除要彻底,否则易复发。手术时要在止血带控制下进行剥离,可清楚暴露囊

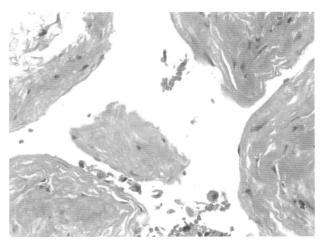

图 3-1-6 囊壁为纤维组织构成,无内衬上皮(囊内为胶样黏液)

肿基底起源和腱鞘及关节囊,有时可发现数个小囊肿存在。将囊肿蒂以及其基底处腱鞘、韧带及关节囊彻

底切除,其他小囊肿也需完全切除,则复发机会较少。(图 3-1-1B、C)

(杨克非)

第二节　慢性滑膜炎及滑囊囊肿

　　慢性滑膜炎(chronic bursitis)及滑囊囊肿(bursitis cyst)均属于类肿瘤。滑囊与腱鞘邻近关节,在解剖结构和生理功能上与关节滑膜相似,因此,病变也相似。许多关节滑膜病变,往往同时波及其邻近滑囊或腱鞘。

　　【病因】　发生原因未明,多数人认为由长期反复慢性损伤引起,所以又称为"损伤性滑膜炎"。有些人囊肿是经发于原有的关节疾病,如骨关节炎、风湿性关节炎、滑膜软骨疾病、痛风等。另外往往与职业有关。也可见由细菌感染引起。

　　【临床】　在关节附近皮下出现"肿物",软、渐大、压痛、关节活动渐受限,有时肿物长大可触及波动感,肿物若在神经附近,因受肿物压迫,神经有不同程度的损伤表现。病程较长,包裹在变性滑膜内的肌腱受到侵蚀可变细或断裂。有的患者囊肿处出现红、肿、热、痛的炎症性表现。

　　【病理】　滑囊壁有不同程度的纤维增厚,呈单房或多房,有的囊内充满水样、黏液样或血性液体,囊壁厚薄不一,囊内壁光滑可衬有滑膜细胞或覆以纤维素样物。有时滑膜呈绒毛结节状增生。滑囊内可有大量的游离小体(瓜仁小体、米粒体)形成。囊壁内往往有出血、含铁血黄素或钙盐沉着以及不同程度的淋巴细胞、浆细胞和单核细胞浸润。有的病变合并有痛风石。慢性活动性滑膜炎间质有大量淋巴细胞浸润、大量多灶纤维素性渗出并血管翳形成,多量滑膜组织乳头状增生结节形成。

　　【治疗】　手术切除增生的滑膜和滑囊囊肿,松解受压神经,若肌腱损伤可行肌腱修复。

一、慢性滑膜炎

　　(一) 滑膜囊肿

　　【病因】　滑膜囊肿(bursitis cyst)发生原因未明,多数人认为该疾病是由长期反复慢性损伤引起,所以又称为损伤性滑膜囊肿。

　　【临床】　肿物在关节附近的皮下出现,软、渐大、压痛、关节活动渐受限,有时肿物长大可触及波动感。肿物若在神经附近,神经因受肿物压迫,患者会有不同程度的神经损伤表现。

　　【病理】　病变组织由纤维结缔组织、内衬滑膜细胞的滑囊构成,囊壁出血,囊内纤维素渗出伴机化,囊壁较厚,内有瓜仁样游离体。(图 3-2-1)

　　【治疗】　手术切除增生的滑膜和滑囊囊肿,松解受压神经。(图 3-2-2)

　　(二) 结节性滑膜炎

　　结节性滑膜炎的病理表现及典型病例见图 3-2-3、图 3-2-4。

　　【病因】　不清,有人认为是类脂质代谢障碍引起。

　　【临床】　多见于中青年,男性多于女性。好发于各个关节。起病缓慢,症状为关节肿痛、滑膜增厚,早期影响关节活动,晚期可造成关节滑膜及骨破坏,局部可触及肿块。

　　【病理】　是一种关节滑膜病变,可发生在滑膜和腱销,肿瘤细胞丰富、核大深染,由单核细胞、破骨细胞和泡沫细胞构成,滑膜表面有许多粗细不一的绒毛突起。它可分为:

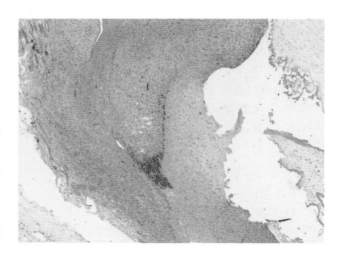

图 3-2-1　病变组织由纤维结缔组织、内衬滑膜细胞的滑囊构成,囊壁出血,囊内纤维素渗出伴机化

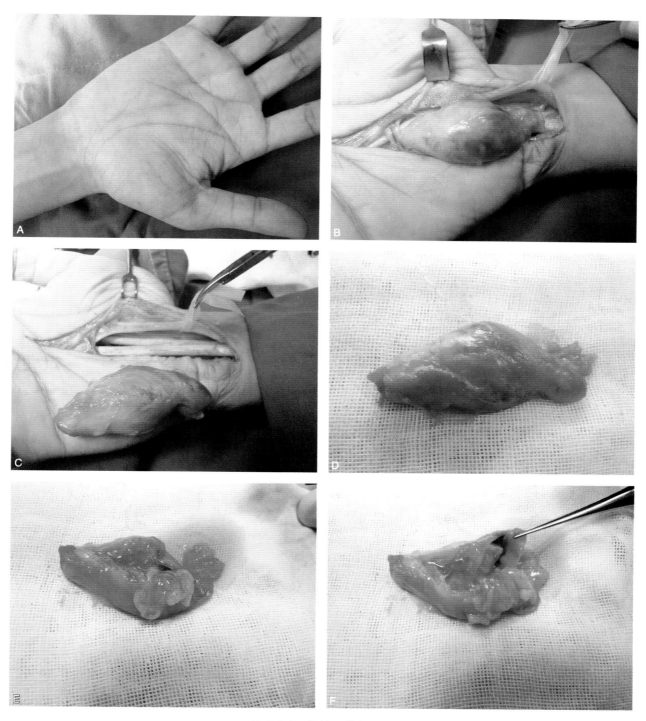

图 3-2-2　慢性滑膜炎病例

A. 右掌肿物发现 3 个月、渐大,右拇指外展力弱,桡侧半手感觉麻木(肌电图报告右正中神经腕部重度损伤);B. 手术切开腕管及掌心,见一红色囊性肿物,囊内有固体物,挤压囊壁,固体物在囊内流动;C. 囊肿与屈肌腱粘连紧密,难分离,正中神经于腕管内严重受挤压变薄变细,苍白。大鱼际肌支及远端指总神经均严重受压;D. 囊肿完整摘除;E. 囊肿内为血性液体,并有多量"瓜仁样"游离体;F. 囊壁韧厚。病理诊断:腱鞘滑膜炎伴纤维渗出。

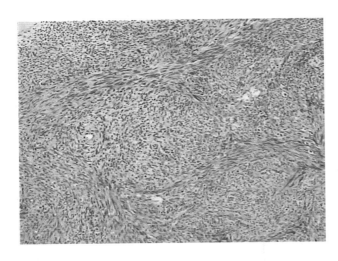

图 3-2-3　镜下可见病变呈炎症改变,血管增生伴成纤维细胞增生

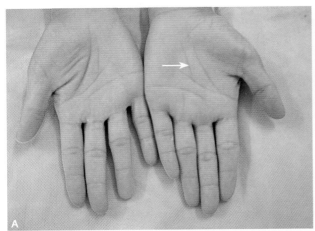

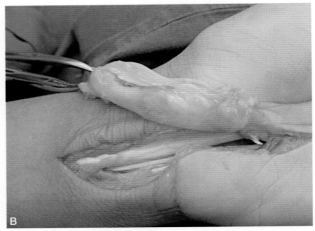

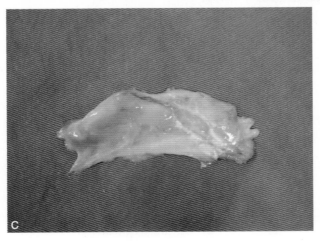

图 3-2-4　结节性滑膜炎病例

A. 左掌心及腕部肿痛近 2 年,手麻痛,手指屈曲受限,掌心较隆起;B. 术中所见:切开腕部及掌心,滑膜明显增生肥厚,与肌腱粘连紧密,难以分离。部分增厚滑膜形成囊状,内有黄色液体。正中神经挤压至腕管一侧、变薄变细。切除增生肥厚的滑膜,松解神经;C. 剖开滑膜,仅见增厚滑膜壁,未见游离体。病理诊断:结节性滑膜炎伴纤维素性坏死。

1. 病变弥漫者称为色素沉着绒毛结节性滑膜炎　肿瘤周围无包膜包绕,周边具有绒毛样结构,绒毛由网状组织、胶原基质和各型细胞组成,呈片状弥漫性生长,并浸润周围软组织,病理片可见破骨细胞(多核)、泡沫细胞和单核细胞。

2. 病变局限者称为局限性结节性腱鞘炎(腱鞘巨细胞瘤) 病理同前。

【治疗】可手术切除,易复发,多次手术复发有恶性病可能。

（三）慢性活动性滑膜炎

慢性活动性滑膜炎病理表现详见图 3-2-5 和图 3-2-6,具体病例见图 3-2-7~图 3-2-9。

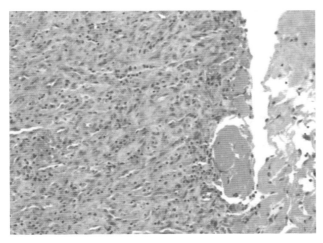

图 3-2-5 镜下滑膜细胞增生,少量淋巴细胞浸润,肉芽组织形成,可见明显的纤维蛋白渗出

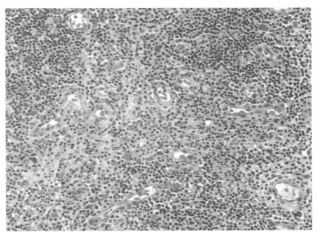

图 3-2-6 滑膜间质大量淋巴浆细胞浸润,小血管增生充血

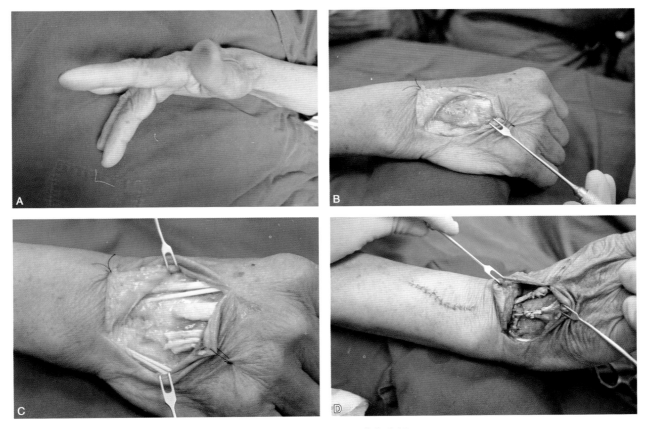

图 3-2-7 慢性活动性滑膜炎病例 1

A. 右手背肿胀 4 个月,2 个月前中环指突然不能伸直;B. 手术探查见手背滑膜明显增生肥厚,包裹在伸肌腱四周,并有多量黄色渗出液;C. 切开滑膜见中环指指总伸肌腱断裂,示指指总伸肌腱部分被滑膜侵蚀,固有伸肌腱变细小;D. 手术切除病变滑膜,修复断裂肌腱。

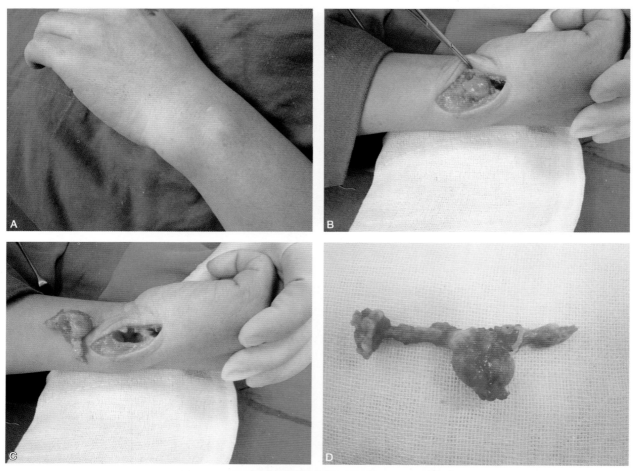

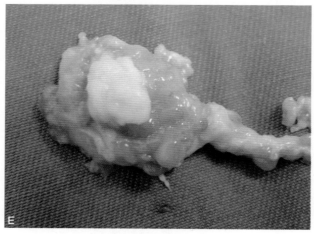

图 3-2-8 慢性活动性滑膜炎病例 2

A. 左腕尺侧肿痛 1 年余,肿胀渐大,疼痛加重;B. 手术见腕深部关节间一囊性肿物,周围滑膜增生肥厚;C. 囊肿及病变滑膜完全切除;D. 切除的囊肿及病变滑膜;E. 切开囊肿,囊内为白绿色软体牙膏样块状物,可取出。病理报告:囊内为纤维素渗出伴机化。

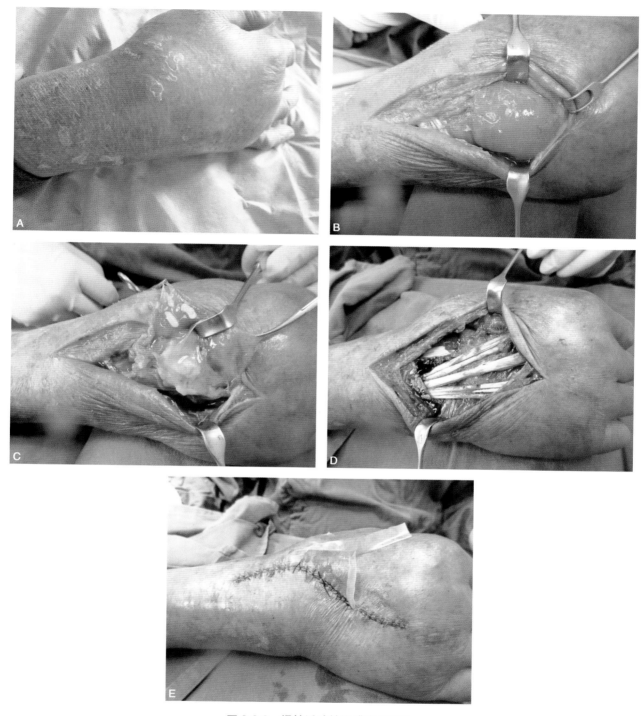

图 3-2-9　慢性活动性滑膜炎病例 3

A. 右腕背肿痛 50 余天,症状渐重,右腕背红、肿、热、压痛,触及有波动感;B. 手术切开皮肤见:腕背滑膜增生呈囊状、黄色、有波动感;C. 切开滑囊见囊内为黏稠乳黄色液体及黄色软体团块,滑膜增生肥厚;D. 彻底清除病变滑膜、滑囊及其内容物,清洁创口;E. 创口缝合。

二、痛风性滑膜炎

痛风性滑膜炎的病理表现见图 3-2-10,典型病例见图 3-2-11。

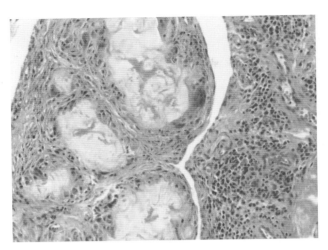

图 3-2-10　痛风性肉芽肿性结节,病理可见大量痛风石。结节周围见异物巨细胞

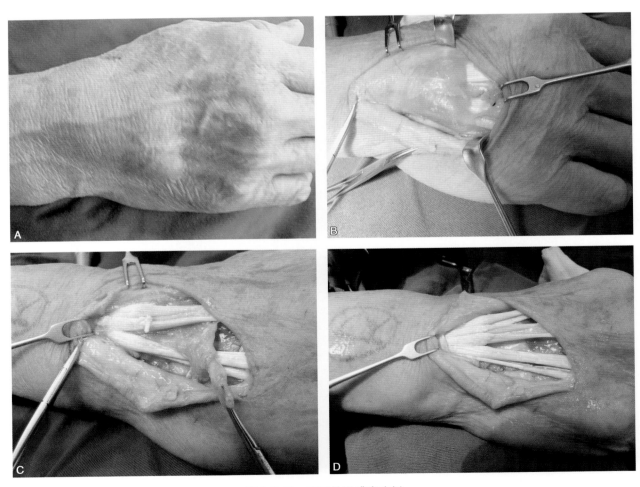

图 3-2-11　痛风性滑膜炎病例

A. 右手背皮下肿物渐大 3 个月,触及有波动感;B. 手术见皮下滑膜呈囊状,包裹在伸指肌腱四周,囊内为黄色液体;C. 切开滑膜及滑囊,见肌腱内散在多处存留白石灰样痛风石,与肌腱紧密粘连,清除痛风石时,见肌腱表面受损;D. 切除滑膜及滑囊,发现包裹在滑囊内的伸肌腱较近侧正常伸肌腱变细;

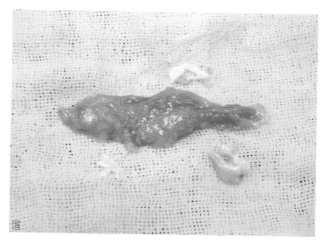

图 3-2-11（续）　痛风性滑膜炎病例

E. 切除的滑膜、滑囊及痛风石。病理报告为：滑囊囊肿并痛风性
肉芽肿形成。

三、风湿性滑膜炎

风湿性滑膜炎的病理表现见图 3-2-12～图 3-2-15，典型病例见图 3-2-16。

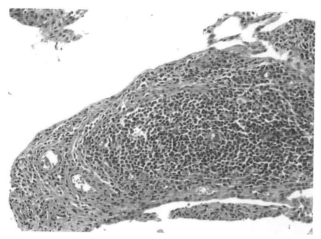

图 3-2-12　滑膜乳头状增生

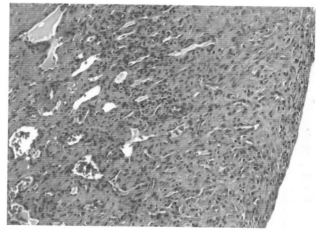

图 3-2-13　滑膜血管翳形成图

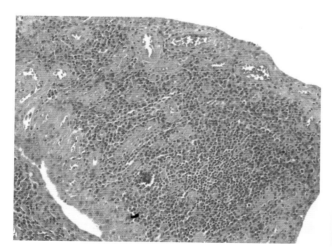

图 3-2-14　淋巴浆细胞浸润

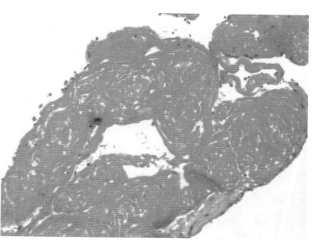

图 3-2-15　纤维素性渗出

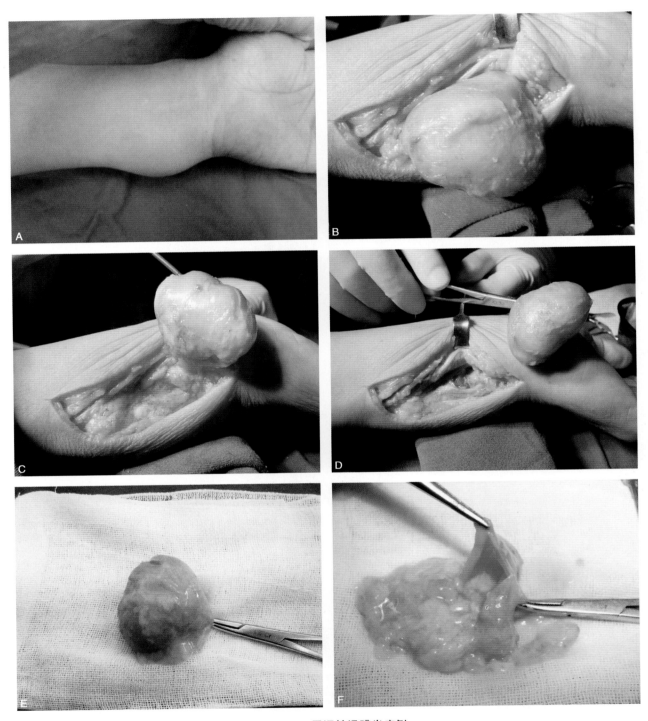

图 3-2-16 风湿性滑膜炎病例

A. 左腕部尺侧皮下囊性肿物；B. 手术显露肿物；C. 将肿物与周围组织分离，其蒂部与下尺桡关节相连；D. 断开蒂部完整分离肿物；E. 肿物外观；F. 剖开肿物，其囊内为多量黏稠黄绿色液体及多量瓜仁样游离体，囊壁较厚；

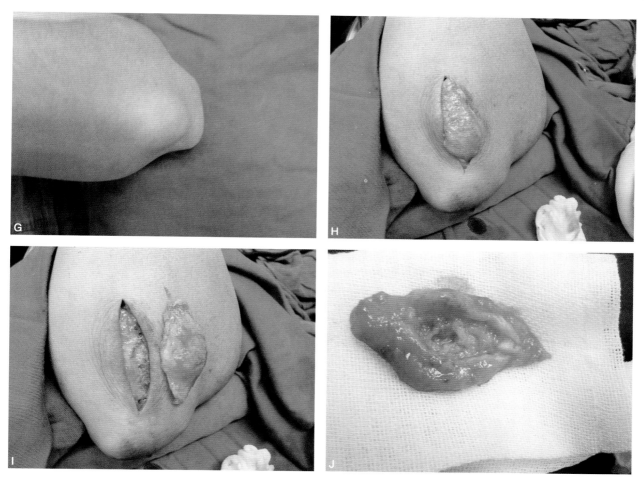

图 3-2-16(续)　风湿性滑膜炎病例

G. 同一患者左肘后下方皮下肿物；H. 手术显露肿物；I. 肿物被完整剥离出；J. 剖开囊肿，其内为多量瓜仁样游离体、少量液体，囊壁较厚。

四、类风湿性滑膜炎

类风湿性滑膜炎的病理表现见图 3-2-17、图 3-2-18，典型病例见图 3-2-19。

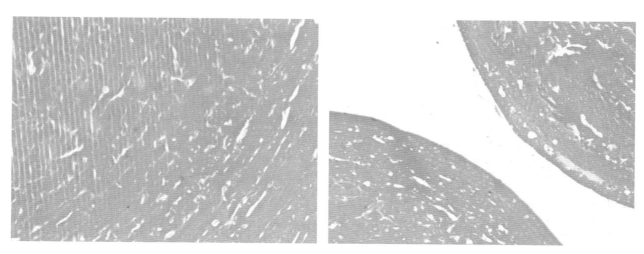

图 3-2-17　均质红染的纤维素性坏死

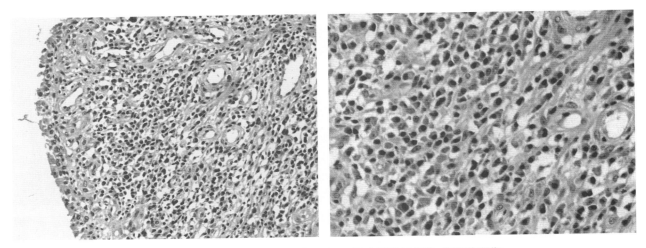

图 3-2-18   滑膜增生,呈慢性炎改变,可见大量淋巴细胞、浆细胞浸润

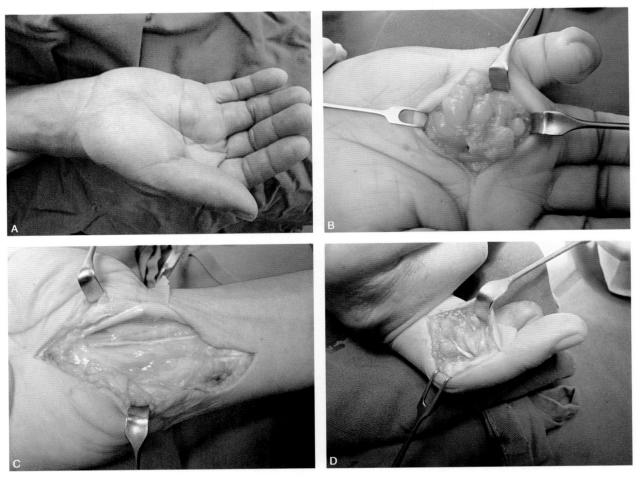

图 3-2-19   类风湿性滑膜炎病例

A. 右手肿物疼痛 3 年,症状渐重,见右腕、掌心、环指皮下囊性肿物;B. 手术切开掌心皮肤,见掌心滑膜呈葡萄状多个囊肿;C. 腕部见滑膜增生,将屈肌腱完全包裹,呈囊状。正中神经被挤向腕管桡侧;D. 环指鞘管增厚呈囊状;

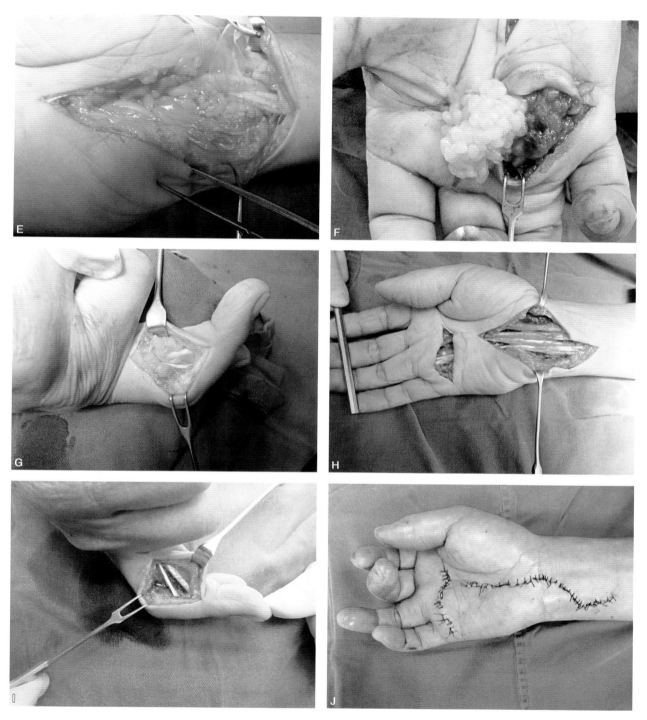

图 3-2-19（续） 类风湿性滑膜炎病例

E.腕部滑囊切开，内有多量黄白色"米粒体"；F.掌心滑囊切开内有多量米粒体，掌心囊腔上下与腕部囊腔及手指囊腔均相通；G.手指切开见鞘管增生变厚，切开囊腔内存有多量米粒体；H.彻底切除腕、掌病变滑膜，清除米粒体，松解粘连的屈肌腱及正中神经；I.切除环指病变滑膜鞘管；J.缝合掌心及腕部创口；

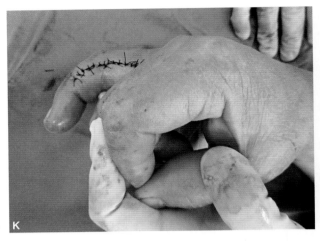
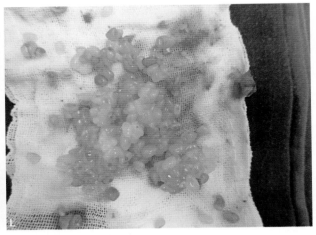

图 3-2-19(续)   类风湿性滑膜炎病例

K. 缝合环指创口；L. 清除的病变米粒体。

（杨克非）

第三节   腱鞘滑膜结核

腱鞘滑膜结核(synovial tuberculosis)属于类肿瘤。

【病因】局部直接被细菌侵入或由血源性感染引起，患者多为中年人，发病与职业有关，从事皮毛、制革、牛奶、动物油脂等工作者。但多数患者在体内找不到原发病灶。

【临床】病程缓慢，早期病变只限于腱鞘滑膜内，症状不明显，发病数月或数年后就诊者，可见局部肿胀，有时有轻度疼痛、麻木或刺痛感，早期多无明显运动功能障碍，晚期可波及肌腱，破入间隙，导致肿胀、疼痛、功能障碍。按压肿物时内容物可流动、可触及声响。

病变的范围及部位与手部的肌腱滑膜鞘构造有密切关系，若病变起始于示、中、环指屈肌腱鞘，病变早期则多局限于患指。若病变起始于拇、小指腱鞘或桡、尺侧滑囊，则病变很快波及拇、小指整个腱鞘和桡、尺侧滑囊。

术中所见：腱鞘滑膜变厚，表面生长肉芽及干酪样物，肉芽呈绒毛状，腔内可见较多"米粒体"。

【病理】滑膜组织慢性肉芽肿性病变，可见到朗格汉斯细胞、类上皮细胞及干酪样坏死。（图 3-3-1、图 3-3-2)

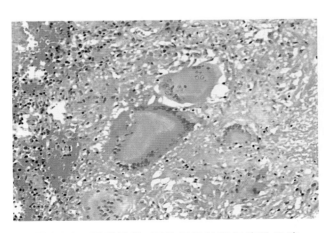
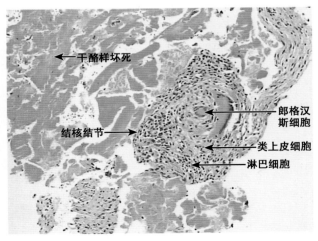

图 3-3-1   滑膜结核，可见朗格汉斯细胞及干酪样坏死

图 3-3-2   滑膜结核，可见结核结节、朗格汉斯细胞及干酪样坏死

【治疗】　彻底清除病灶、修复肌腱功能，全身行抗结核药物治疗。
　　具体病例见图3-3-3~图3-3-5。

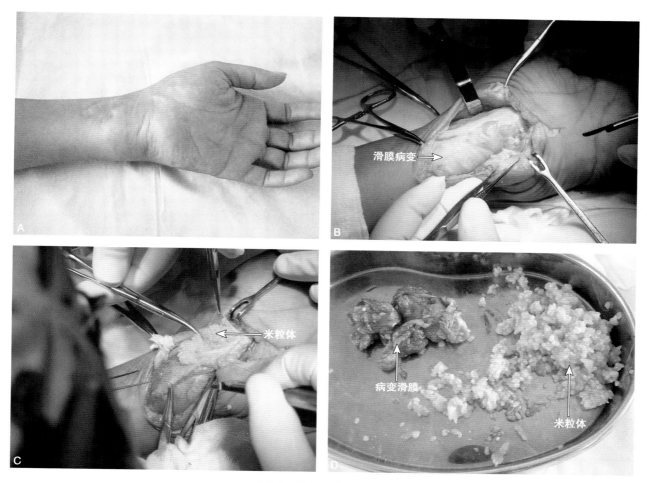

图 3-3-3　腱鞘滑膜结核病例 1

A.腕及掌心明显肿胀，上下按压肿胀区，其内容物流动，可触及声响；B.滑膜明显肿胀，形成囊性肿物；C.切开病变滑膜囊，其内为大量干酪样坏死物——米粒体；D.切除病变滑膜及米粒体。

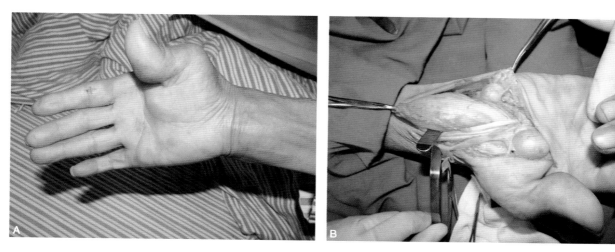

图 3-3-4　腱鞘滑膜结核病例 2

A.腕部及掌心多个大囊肿，按压可触及囊内容物流动响声；B.术中皮下可见滑膜形成多个囊性肿物；

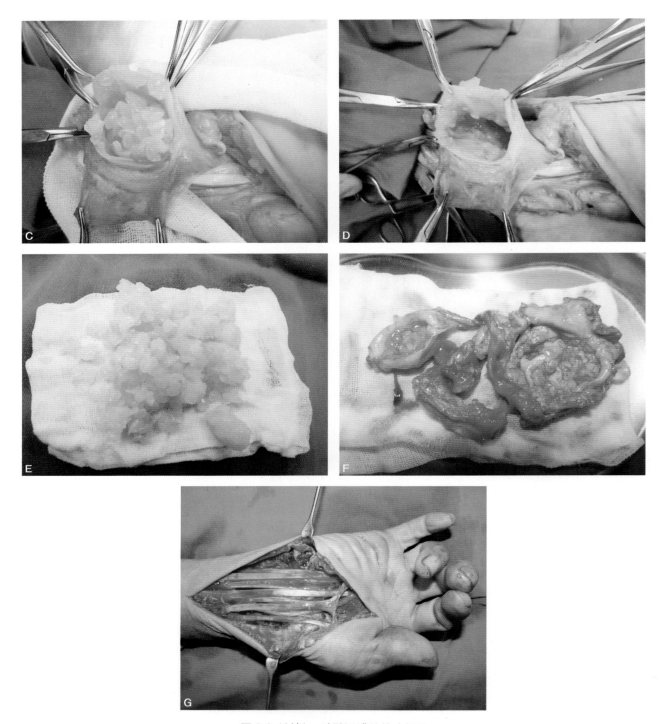

图 3-3-4(续)   腱鞘滑膜结核病例 2

C. 切开囊肿可见囊内为黄色液体及大量米粒体——干酪样坏死；D. 清除囊内容物；E. 清除的米粒体；F. 切除病变滑膜；G. 病灶清除后的创面，肌腱尚完整，正中神经受损变细。

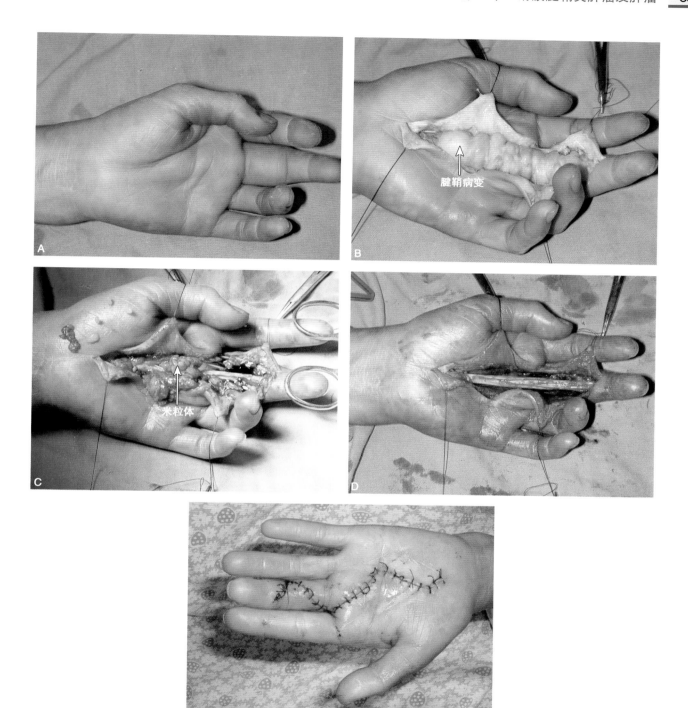

图 3-3-5　腱鞘滑膜结核病例 3

A. 中指肿胀；B. 鞘管明显肿胀、增厚；C. 鞘管内大量干酪样坏死组织——米粒体；D. 切除病变鞘管及坏死组织；E. 术后缝合创口。

（王朝辉　杨克非）

第四节   滑   膜   瘤

滑膜瘤（synovial tumor）也被称为"腱鞘巨细胞瘤"。

【病因】不清，可能与外伤有关。

【临床】可发生在任何年龄，以中年为多，可发生在手的任何部位，但多在手掌沿腱鞘生长，发展慢，瘤体硬韧，多无症状，瘤体长大可发生功能障碍，若生长快、与皮肤粘连、硬韧有痛感，应考虑有滑膜肉瘤的可能。应与腱鞘滑膜结核相鉴别，腱鞘滑膜结核功能障碍出现早、有波动感、有时局部有骨质破坏。

【病理】瘤体表面光滑、质韧、分叶、沿腱鞘生长，形状多样，色灰白、黄色或黄褐色。镜下除滑膜细胞外可见多种细胞：纤维组织细胞、软骨细胞、脂肪组织、泡沫细胞、巨细胞。后两种较多见，像腱鞘巨细胞瘤，病理学家认为两者是同一种肿瘤。若生长到关节内又称色素性绒毛结节滑膜瘤（弥漫性关节内型）。（图3-4-1）

【治疗】滑膜瘤彻底切除（包括有关的腱鞘和关节囊），但仍有10%的病例复发。骨质破坏较大时需行植骨。（图3-4-2）

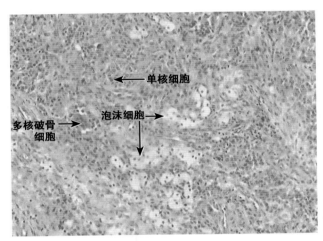

图3-4-1   可见多种细胞：单核细胞、泡沫细胞、巨细胞。后两种较多见，像腱鞘巨细胞瘤，认为两者是同一种肿瘤

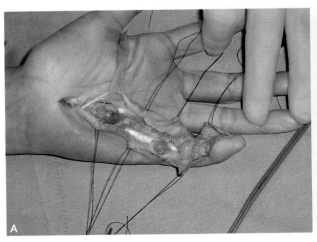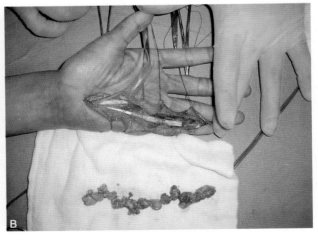

图3-4-2   滑膜瘤病例
A.术中见小指腱鞘被肿瘤侵犯；B.肿瘤及病变鞘管被切除后。

（杨克非）

第五节　腱鞘纤维瘤

【病因】　腱鞘纤维瘤(fibroma of tendon sheath)病因不清,少数病例(约10%)有外伤史。

【临床】　生长缓慢,多无自觉症状,病程可达数年,约1/3的病例伴有轻微疼痛和触痛感,或有患指活动受限。肿瘤硬韧,常发生在手、足,男性多于女性,好发年龄20~50岁之间,常与肌腱、腱鞘相连,常被误诊为腱鞘囊肿。肿瘤近关节时可侵犯关节囊及骨质。

【病理】　大体多为单结节,少数为多结节,结节界限清楚,表面光滑。镜下肿瘤组织边界清楚,包膜纤薄或无包膜,部分病变的边缘残留肌腱或腱鞘组织或有小神经束内陷,少数关节内病变局灶性边缘或实质内的部分腔隙可衬覆滑膜组织,提示起源于滑膜组织。病变组织呈分叶状,小叶之间被深而狭窄的裂隙所分隔,典型病变小叶内细胞成分较少,由稀疏散在的成纤维细胞、裂隙状扩张的血管腔隙和大量致密的玻璃样变的胶原间质所组成,没有黄色瘤细胞和多核巨细胞(与腱鞘巨细胞瘤区别)。(图3-5-1、图3-5-2)

【治疗】　手术切除,易复发(约1/4的病例),切除范围需广泛,若反复发作需考虑恶变可能。典型病例见图3-5-3~图3-5-7)

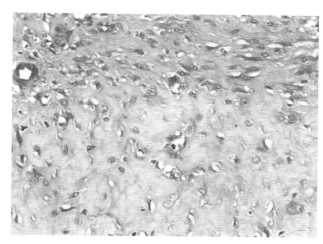

图3-5-1　病理片可见小叶内细胞成分较少,由稀疏散在的成纤维细胞、裂隙状扩张的血管腔隙和大量致密的玻璃样变的胶原间质所组成

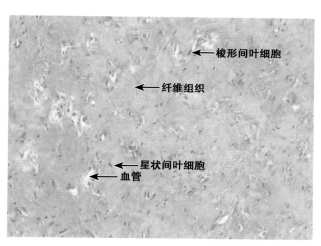

图3-5-2　病理可见主要为纤维组织构成,有散在梭形细胞或星状间叶细胞

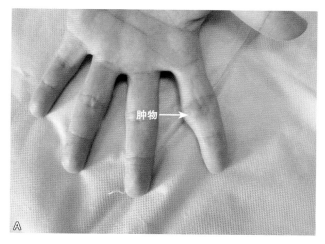

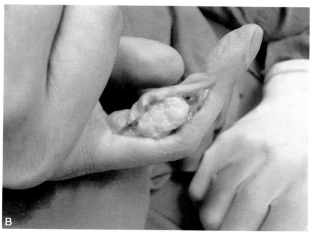

图3-5-3　腱鞘纤维瘤病例1
A.示指尺侧肿物;B.术中可见为白色较硬韧肿物,与腱鞘紧密相连;

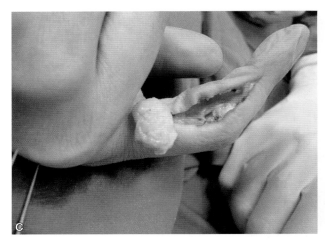

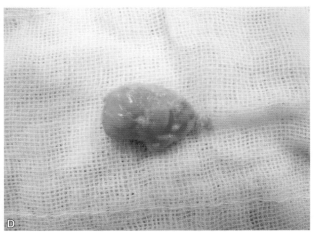

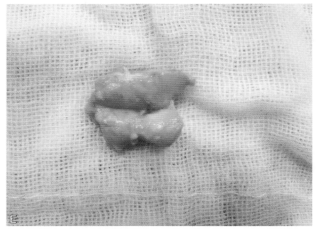

图 3-5-3(续)   腱鞘纤维瘤病例 1
C. 部分腱鞘随肿物切除,肌腱外露图;D. 肿瘤完整摘除;E. 肿瘤断剖面。

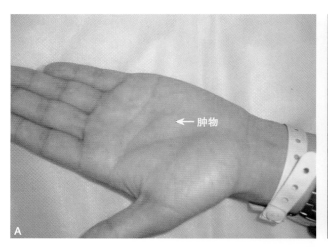

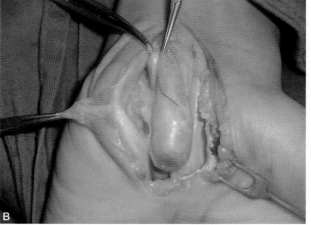

图 3-5-4   腱鞘纤维瘤病例 2
A. 掌心肿物;B. 切开见白色硬韧肿物,界限清楚,与屈肌腱紧密相连;

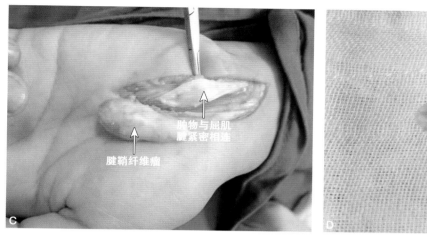
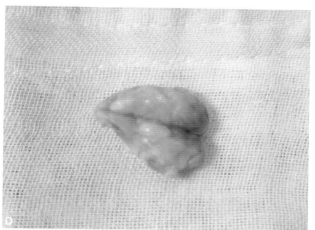

图 3-5-4(续)　腱鞘纤维瘤病例 2

C. 部分腱膜随肿物切除,腱纤维外露,肿物完整摘除;D. 肿物断剖面。

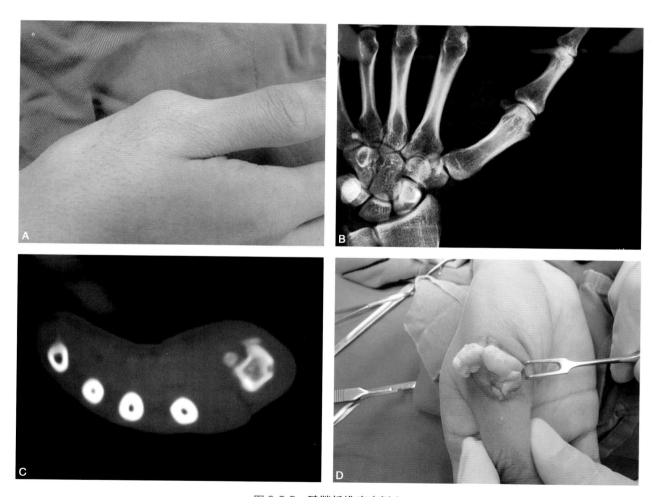

图 3-5-5　腱鞘纤维瘤病例 3

A. 右拇掌骨头处皮下肿物 2 年,渐大;X 线片(B)及 MRI(C)示掌骨头骨质有破坏;D. 手术切除肿物,对关节囊有侵蚀;

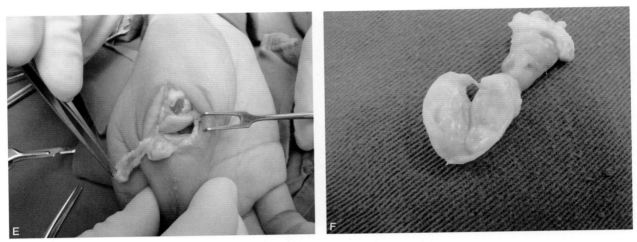

图 3-5-5(续) 腱鞘纤维瘤病例 3

E. 掌骨头骨质有破坏,行病灶刮除术;F. 肿瘤完整切除,肿瘤断切面。

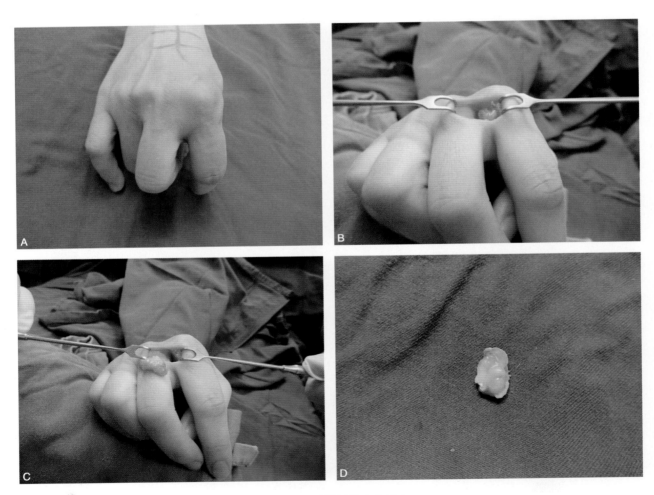

图 3-5-6 腱鞘纤维瘤病例 4

A. 右示指指蹼间发现肿物 2 个月;B. 右示指指蹼背侧做纵向切口,组织深部一肿物,与示指掌指关节处鞘管紧密相连;C. 分离肿物,与鞘管外分离切开图;D. 肿物灰粉色、多分叶结节状、软、有轻微弹性感,大小约 2.0cm×1.5cm ×1.5cm;

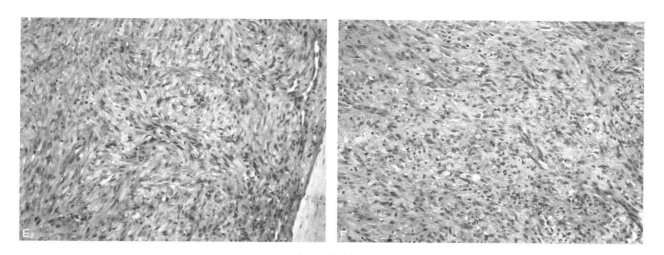

图 3-5-6(续)　腱鞘纤维瘤病例 4

E、F.病理可见富于细胞性腱鞘纤维瘤:梭形瘤细胞丰富,纤维胶原间质较少,瘤细胞无明显异型性。病理诊断结果:腱鞘纤维瘤。

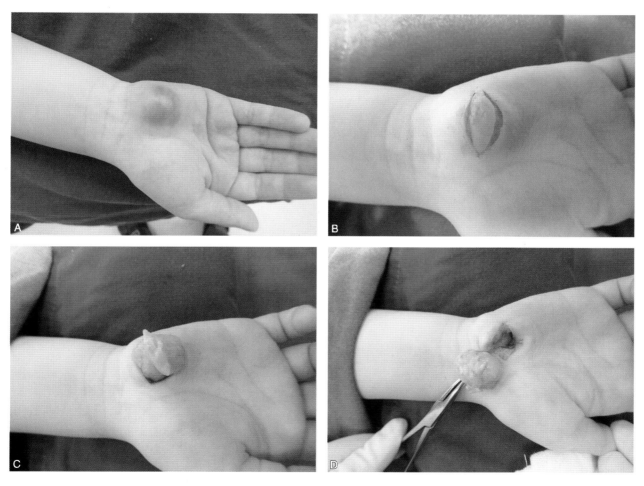

图 3-5-7　腱鞘纤维瘤病例 5

A.2 个月前右掌跌伤,局部皮下生长肿物、渐大;B.手术切除肿物,皮肤做梭形切口;C.分离肿物;D.肿物完整剥离出;

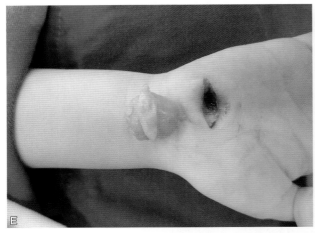

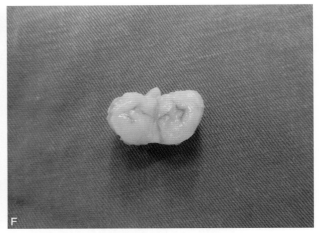

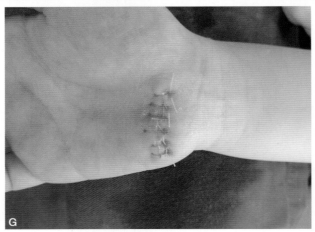

图 3-5-7（续）　腱鞘纤维瘤病例 5
E. 肿物切除；F. 肿物断剖面；G. 创口缝合。

（杨克非）

第六节　腱鞘巨细胞瘤

腱鞘巨细胞瘤（giant cell tumor of tendon sheath）属于良性滑膜瘤。

【病因】炎症、外伤、胆固醇代谢紊乱的基础上合并外伤。肿瘤细胞来源于关节周围滑膜组织和腱鞘组织。

【临床】无痛性肿物，多不影响功能，少数病例可侵犯骨组织，造成骨压迹或骨皮质破坏，肿瘤多为分叶状，质地较硬，肿瘤基底与腱鞘、关节囊关系密切，有的肿瘤由关节囊侵入关节内。易复发。女性患者多于男性，患者常伴有高脂血症，多发性病变者可有家族性。有的患者全身的关节附近均可出现多发肿瘤。

【病理】肿瘤组织呈分叶状，小叶由致密、透明化胶原围绕，瘤内细胞由组织细胞样单核细胞、

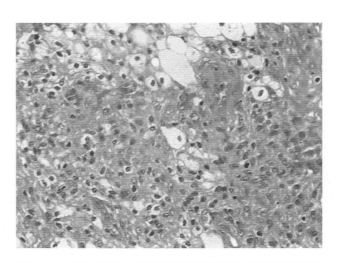

图 3-6-1　瘤内细胞由组织细胞样单核细胞、成骨样多核巨细胞、黄色瘤细胞（泡沫细胞）、慢性炎症性细胞、含铁血黄素巨噬细胞和胶原化基质以不同比例混合组成

成骨样多核巨细胞、黄色瘤细胞（泡沫细胞）、慢性炎症性细胞、含铁血黄素巨噬细胞和胶原化基质以不同比例混合组成。外有包膜呈灰黄色、黄褐色（黄褐色为类脂质球中存在胡萝卜素及叶黄素所致）。泡沫细胞具有小细胞核及充满类脂质球的空泡状细胞质，为该肿瘤特点。（图 3-6-1）

【治疗】手术切除效果好，局部复发仍可再扩大切除。多次复发或影响功能时可行纵列截指。如生在骨内，彻底刮除后可行植骨。

典型病例见图 3-6-2～图 3-6-6。

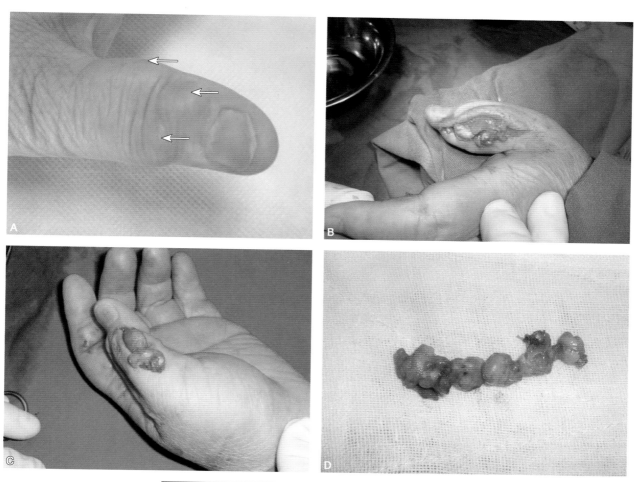

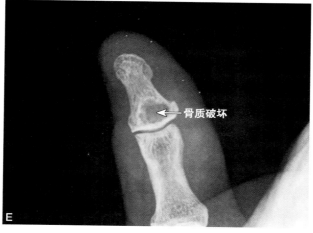

图 3-6-2　拇指多发肿瘤

A. 术前病变部位外观；B. 手术显露肿瘤，肿瘤外有包膜呈灰黄色、黄褐色；C. 摘除肿瘤；D. 多发肿瘤完全摘除；E. X 线片示指骨破坏，手术时骨内肿瘤要刮除清理，也可植骨。

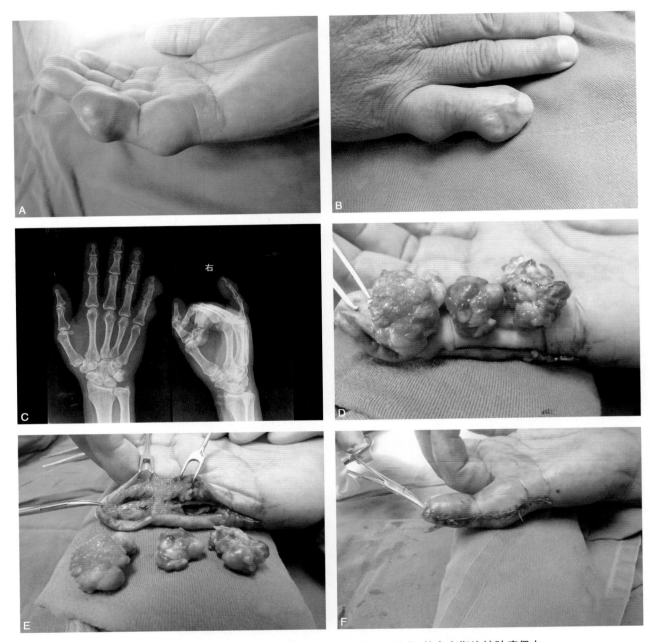

图 3-6-3 右小指肿瘤 5 年,未经任何治疗,肿瘤明显增大,整个小指均被肿瘤侵占

A. 小指掌、侧方;B. 右小指背侧肿瘤;C. X 线片示小指近、中、末节指骨均可见肿瘤压迹;D. 手术完整摘除肿瘤;E. 肿瘤摘除后见屈肌腱腱鞘已全部受损,屈肌腱外露;F. 术后创口缝合。

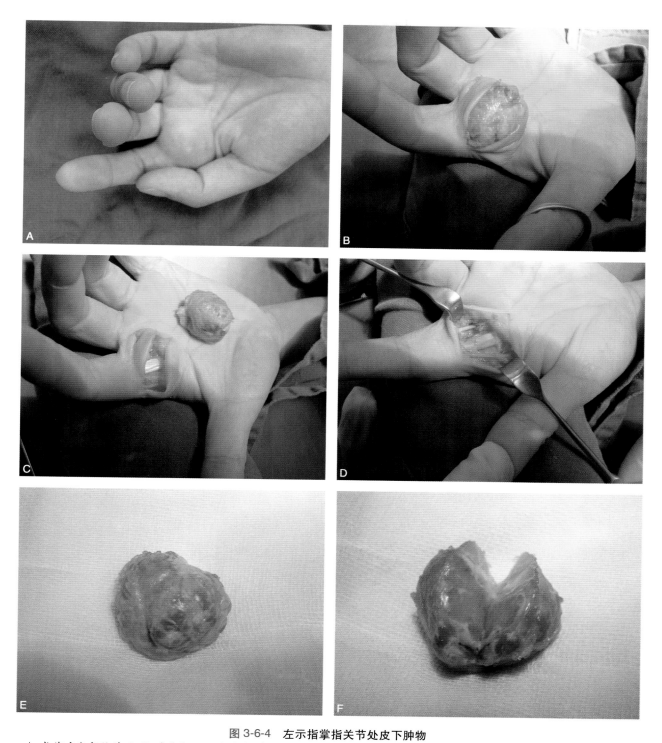

图 3-6-4　左示指掌指关节处皮下肿物

A. 术前病变部位外观；B. 手术切开显露肿瘤，表面为多结节状、黄色；C. 肿瘤摘除；D. 示指局部屈肌鞘已破坏，肌腱外露；E. 完整摘除肿瘤表面；F. 肿瘤断剖面。

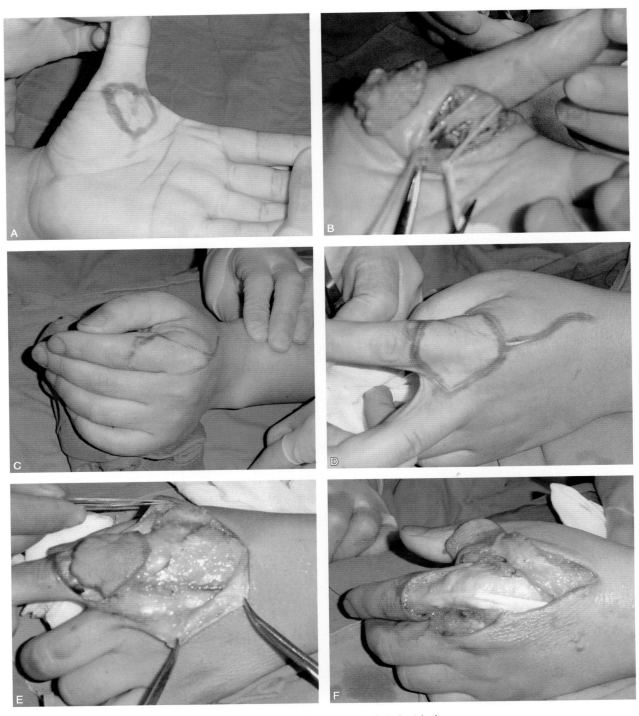

图 3-6-5　左拇指掌侧腱鞘巨细胞瘤术后复发

A. 术前检查肿物与皮肤广泛粘连,手术距瘤体边缘 1cm 处环形切口;B. 切除肿瘤及周边组织包括部分与肿瘤关系密切的拇指屈肌腱鞘,深面达指神经血管束,注意保护血管,确认切除肿瘤彻底;C. 测量拇指残留皮肤缺损范围,设计示指近节背侧岛状皮瓣切口,其范围较拇指缺损范围大 20% 左右,以免其回缩造成覆盖太小,导致皮瓣缝合时张力太大,切口近端达第二掌骨近端,远端达近指间关节,两侧至手指侧方正中线;D. 切开皮肤及皮下组织;E. 首先在第二掌骨切口内分离、寻找第一掌背动脉,然后沿找到的动脉连同静脉、神经分支一起向远端分离至掌指关节,确认血管束进入设计好的皮瓣,将指背皮肤切口完全切开;F. 结扎皮瓣周围血管,从皮瓣远端始,在指伸肌腱浅层小心逆行掀起皮瓣,由远向近侧游离皮瓣及相联系的筋膜血管蒂,直至皮瓣完整形成;

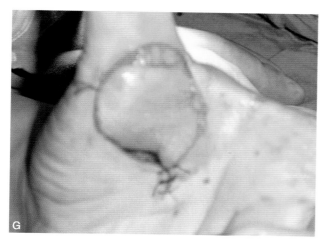
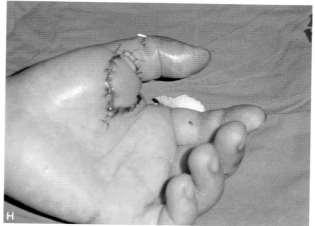
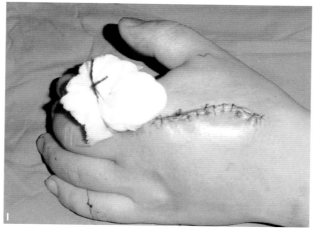

图 3-6-5(续)　左拇指掌侧腱鞘巨细胞瘤术后复发

G.从皮瓣蒂部到拇指软组织缺损处形成一个宽松的皮下隧道,皮瓣穿此隧道进入拇指组织缺损处;
H.放松止血带,止血彻底,缝合皮瓣周围伤口;I.缝合示指背侧切口:皮瓣切取后残留缺损创面以断层游离皮片移植覆盖,皮片加压包扎。

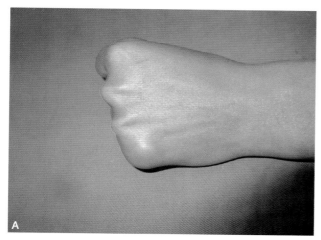
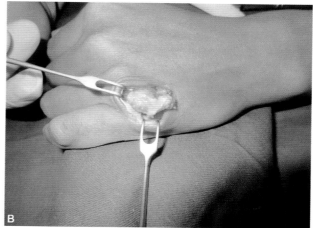

图 3-6-6　左小指掌指关节背侧皮下肿物 5 年,渐大,关节活动正常

A.病变部位外观;B.肿瘤于关节背侧外有包膜、黄褐色;

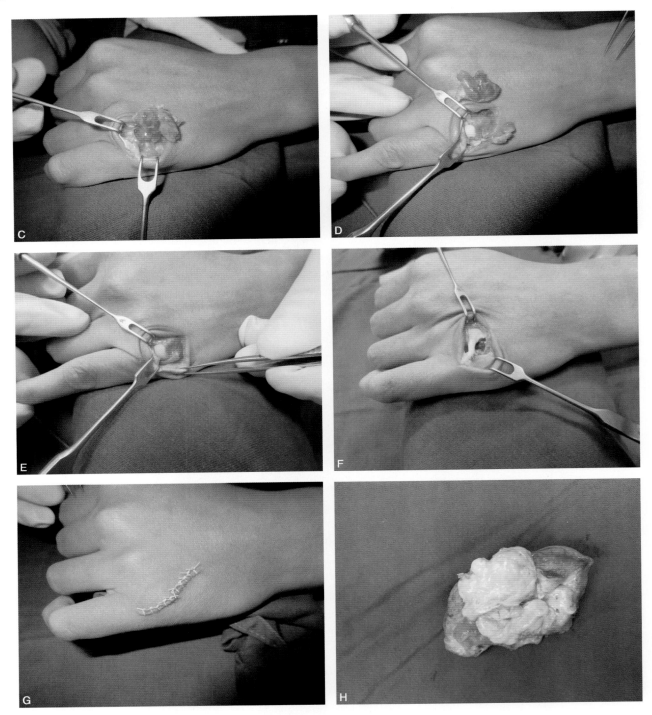

图 3-6-6(续)   左小指掌指关节背侧皮下肿物 5 年,渐大,关节活动正常

C.肿瘤与伸肌腱及关节囊紧密相连;D.切除肌腱及关节囊壁上的肿瘤,关节开放,关节软骨面外露。并见肿瘤已生长在关节内;E.切除关节内肿瘤,整个肿瘤彻底清除;F.修复关节囊;G.缝合伤口,术后石膏托制动;H.剖开肿物所见。

(杨克非   田文)

第七节　色素沉着绒毛结节性滑膜炎

【病因】色素沉着绒毛结节性滑膜炎(pigmented villonodular synovitis)病因不清,有人认为是类脂质代谢障碍引起。

【临床】多见于中青年,男性多于女性,好发于各关节,起病缓慢,有肿痛、滑膜增厚等表现,早期影响关节活动,晚期可造成关节滑膜及骨破坏,局部可能触及肿块。

【病理】它是一种关节滑膜病变,可发生在滑膜和腱鞘,肿瘤细胞丰富、核大深染,由单核细胞、破骨细胞和泡沫细胞构成,滑膜表面有许多粗细不一的绒毛突起。(图3-7-1、图3-7-2)

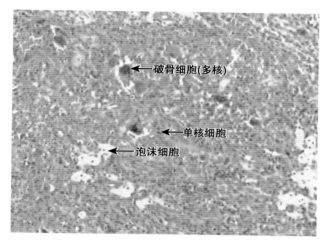

图3-7-1　病理片可见破骨细胞(多核)、泡沫细胞、单核细胞

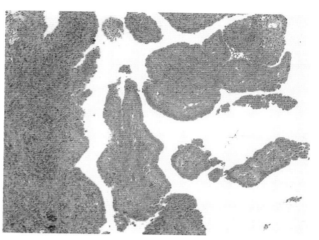

图3-7-2　肿瘤周边具有绒毛样结构,绒毛由网状组织、胶原基质和各型细胞组成

它可分为:

1. **病变弥漫者称为色素沉着绒毛结节性滑膜炎**　肿瘤周围无包膜包绕,周边具有绒毛样结构,绒毛由网状组织、胶原基质和各型细胞组成,而呈片状弥漫性生长,并浸润周围软组织,病理片可见破骨细胞(多核)、泡沫细胞、单核细胞。

2. **病变局限者称为局限性结节性腱鞘炎(腱鞘巨细胞瘤)**　病理同前。

【治疗】可手术切除,易复发,多次手术复发有恶性病可能。(图3-7-3)

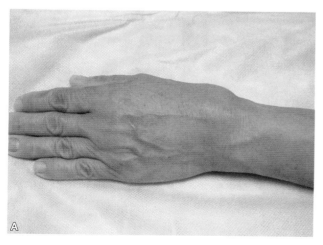

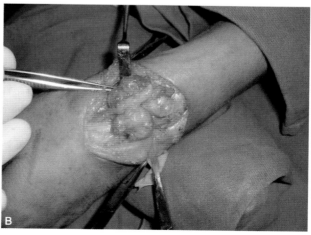

图3-7-3　色素沉着绒毛结节性滑膜炎病例
A. 肿瘤位于腕部,呈多个结节;B. 弥漫性关节内型滑膜炎(病变向关节外发展);

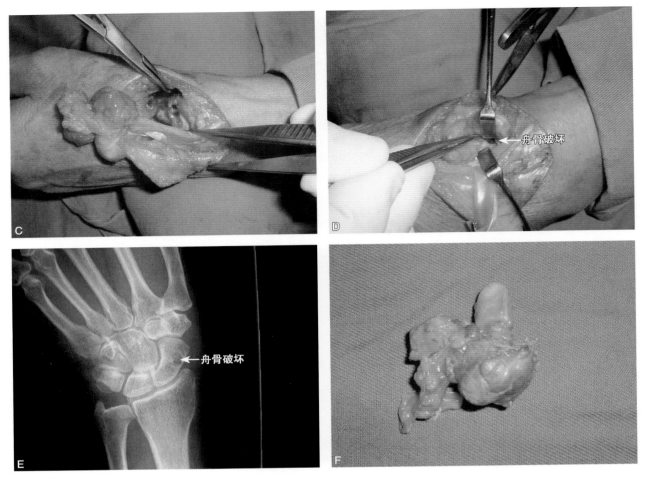

图 3-7-3（续）　色素沉着绒毛结节性滑膜炎病例

C. 肿瘤侵犯关节内外；D. 肿瘤已侵犯腕舟骨；E. X 线片示腕舟骨破坏，手术时刮除骨内肿瘤；F. 肿瘤完整摘除。

（杨克非）

第八节　滑膜肉瘤

【病因】　滑膜肉瘤（synovial sarcoma）病因不清，是一种具有间叶和上皮双向分化的恶性肿瘤，与外伤或慢性滑膜炎可能有关，来源于关节、滑囊及腱鞘滑膜的恶性程度较高的恶性肿瘤。

【临床】　滑膜肉瘤好发于 15～40 岁的青壮年。80%～95% 的病例发生于肢体，其中 23% 位于上肢，肿瘤多位于关节旁软组织内，多侵入周围组织，界限不清，而真正发生于关节腔内者非常少见。

临床上起病隐匿，多表现为深部软组织内缓慢生长的肿块，病程多为 2～4 年，可伴或不伴疼痛或触痛。X 线检查不具特征性，CT 和 MRI 有助于确定肿瘤所处的具体部位及其范围。

【病理】　组织学上一般分为单相型和双相型以及低分化型。

1. **单相型**　以上皮细胞为主型，或梭形细胞为主型。（图 3-8-1）

2. **双相型**　一般上皮样细胞和梭形细胞的数量相当，均匀分布，有的上皮样细胞条索可形成脉管样的不典型的假腺腔或小的血窦样裂隙。（图 3-8-2）

3. **低分化型**　在某些病例中，在双相型细胞中可见到瘤组织由未分化的小圆形或卵圆形瘤细胞组成，此型也叫低分化型，又分为低分化小细胞型和低分化梭形细胞型。（图 3-8-3）

分化较好的滑膜肉瘤免疫组化标记中有程度不等的 AE1/AE34、Bcl-2 和 CD99 的表达（图 3-8-4），分化差的滑膜肉瘤表达不定。

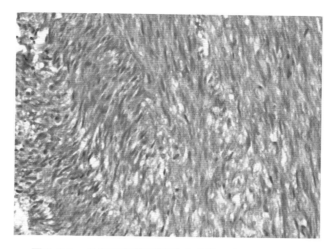

图 3-8-1 单相型纤维型滑膜肉瘤排列类似纤维肉瘤

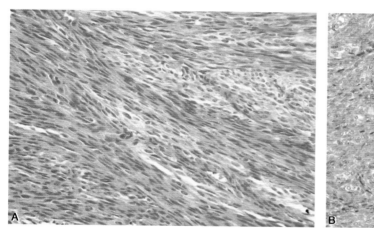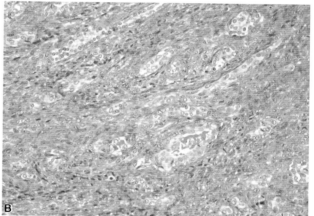

图 3-8-2 双相型滑膜肉瘤可见梭形细胞肉瘤及腺样上皮样区域

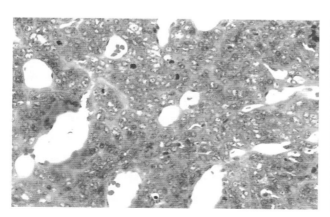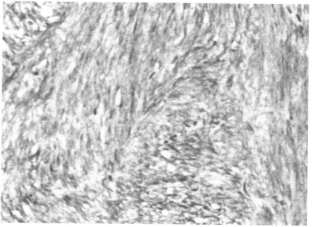

图 3-8-3 低分化型小细胞型滑膜肉瘤,一些区域排列成类似血管外皮瘤样结构

图 3-8-4 滑膜肉瘤表达

【治疗】　肿瘤范围不大可采取局部根治性切除,根据肿瘤大小和所在的解剖位置,分别采取整块肌肉切除或肌群切除。若肿瘤范围较大、肿瘤界限不清,则需采取截肢或截指(水平根据具体情况定),术后可能有局部复发、也有转移可能。(图3-8-5)

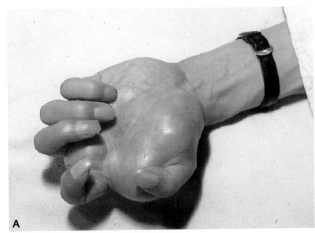
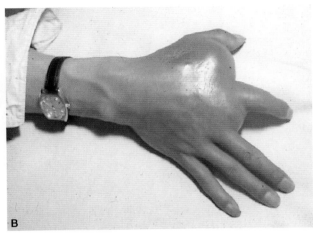
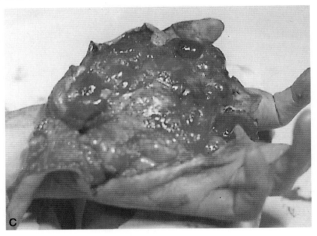

图 3-8-5　滑膜肉瘤病例
A.手掌侧肿瘤范围;B.手背侧肿瘤范围;C.肿瘤范围大,界限不清,手术截肢。

(李淳　杨克非)

第九节　滑膜软骨肉瘤

【病因】　滑膜软骨肉瘤(synovial chondrosarcoma),病因不清,它是起自滑膜的恶性软骨性肿瘤。

【临床】　滑膜软骨肉瘤可以分为原发性和继发性两种,都十分罕见。后者是继发于良性滑膜软骨瘤的软骨肉瘤。患者年龄28~70岁,男性多于女性,症状表现为关节疼痛和肿胀,病史1个月至25年不等,大多数病例都超过1年。半数病例可检出同时发生或先期发生的滑膜软骨瘤病,有少数病例在多年前有活检证实的滑膜软骨瘤病。X线改变类似滑膜软骨瘤病,即在关节腔内出现大量钙化结节,部分病例这种钙化结节肿块可以超出关节囊范围,累及关节周围软组织,甚至浸润邻近骨。大体可见关节囊内有数量不等的游离体,滑膜组织中有类似滑膜软骨瘤病的软滑性结节。有诊断意义的改变为分叶状软骨性肿瘤远远超出关节囊的范围,浸润关节周围软组织及邻近骨,软骨常呈黏液或胶状。

【病理】　含有良性滑膜软骨瘤病的区域,典型的软骨肉瘤区域虽有分叶结构但不形成边界清楚的化生性软骨结节,软骨细胞呈片状,可出现坏死和核分裂,软骨小叶的周围如出现肉瘤样梭形细胞增生是肉瘤变的可靠依据,基质黏液变性也十分常见。组织学分级为Ⅰ~Ⅲ级,Ⅰ级必须看到明确的关节囊外软组织浸

润或骨浸润。(图3-9-1)

【治疗】治疗以手术切除为主,可以截肢、关节置换或扩大切除,切除范围包括关节内外病变组织,手术活检应小心避免手术野的种植转移。肺转移发生率为37.5%,大多数发生在诊断后30个月以内。

典型病例见图3-9-2。

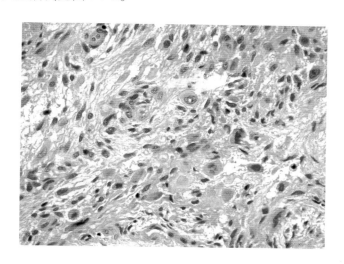

图3-9-1　肿瘤组织呈分叶状,瘤细胞具有明显异型性,部分呈梭形细胞改变伴黏液变性

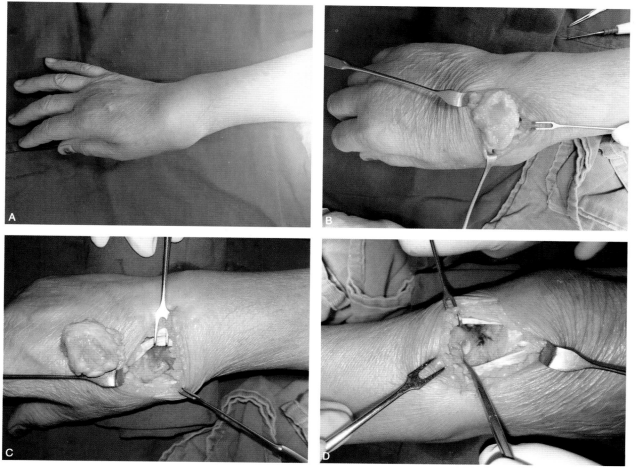

图3-9-2　右腕肿物5年渐大,近1年疼痛

A.术前病变部位外观;B.手术探查见肿瘤起自腕背滑膜,与部分肌腱及关节囊粘连;C.肿瘤完整摘除;D.肿瘤与粘连肌腱分离,切除部分粘连的关节囊,少部骨质外露(关节囊已修复);

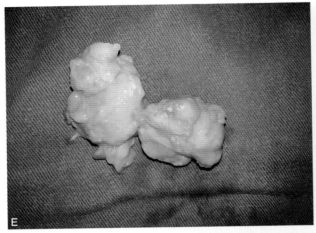

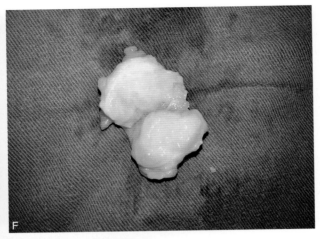

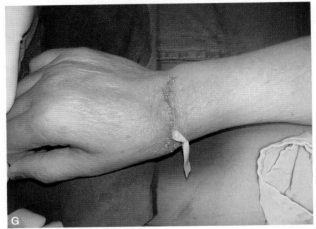

图 3-9-2(续) 右腕肿物 5 年渐大,近 1 年疼痛
E.切除的肿瘤;F.肿瘤断剖面;G.创口缝合。

(王朝辉 杨克非)

第四章

神经性肿瘤

周围神经肿瘤分类见表 4-0-1。

表 4-0-1　周围神经肿瘤分类

分类标准	亚分类	具体分类
按性质划分		1. 良性
		2. 恶性
按来源划分		1. 起自神经节细胞——神经瘤
		2. 起自神经鞘细胞——神经鞘膜瘤（施万细胞瘤）、神经纤维瘤等
按数量划分	单发神经瘤	1. 神经鞘膜瘤（施万细胞瘤）
		2. 神经纤维瘤
	多发神经瘤（神经纤维瘤病）	1. Ⅰ型神经纤维瘤病 NF-1：多发周围神经纤维瘤+牛奶咖啡斑等
		2. Ⅱ型神经纤维瘤病 NF-2：双侧前庭神经施万细胞瘤
		3. Ⅲ型神经纤维瘤病 NF-3：多发非前庭神经施万细胞瘤
周围神经良性肿瘤		1. 神经鞘膜瘤
		2. 多发神经鞘膜瘤
		3. 神经纤维瘤
		4. 神经纤维瘤病
		5. 外周型神经纤维瘤病
		6. 神经脂肪纤维瘤
		7. 颗粒细胞瘤

第一节　神经鞘膜瘤

【病因】神经鞘膜瘤（neurilemmoma，又称施万细胞瘤）被认为是由外胚层神经膜细胞（施万细胞）增生所致。

【临床】它是由施万细胞组成、外有包膜的良性肿瘤，多为单发，沿神经干生长，生长缓慢、无痛、边界清楚、质地较硬，屈侧多于伸侧。

【病理】病变分 Antoni A 区和 Antoni B 区。（图 4-1-1~图 4-1-4）

Antoni A 区有如下特点：①施万细胞通常为排列成窦状或脑回状的束条，伴有细结缔组织纤维；②核有排列成栅栏状的倾向，同时与无核的区域相间，此点颇有特征性。此处肿瘤细胞核及纤维的排列形式表现为器官样结构，提示其组织来源可能为聚集的触觉小体，故有时称为 Verocay 小体。

Antoni B 区组织则为疏松的施万细胞，排列紊乱，结缔组织呈细网状。此区组织可变性而形成小囊肿，融合可成大囊腔，其中充满液体，此种肿瘤的另一特点是在许多血管周围有一层厚的胶原纤维鞘。

【治疗】手术可包膜外切除，神经纤维包裹在肿瘤表面，手术时需仔细将神经纤维一层层分离、保护好，逐层剥离开神经纤维，可完整摘除肿瘤，复发机会少，较少恶变。（图 4-1-5~图 4-1-9）

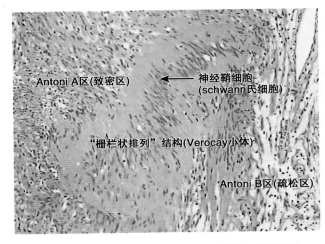

图 4-1-1   病理切片分为致密区和疏松区,可见"栅栏状排列"结构(Verocay 小体)和神经鞘细胞(施万细胞)

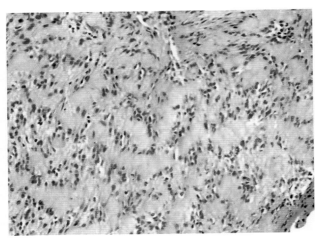

图 4-1-2   瘤组织排列成栅栏状结构,相互连接呈网状

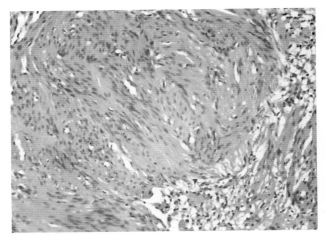

图 4-1-3   瘤组织的瘤细胞密集区及疏松区

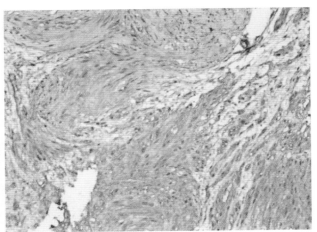

图 4-1-4   瘤组织表达 S100

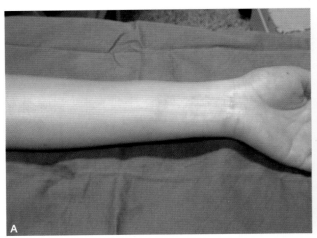

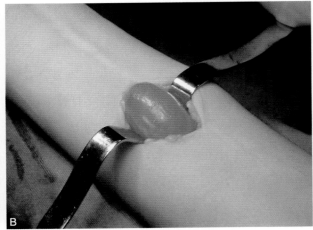

图 4-1-5   神经鞘膜瘤病例 1
A. 前臂下段肿物;B. 手术显露肿瘤;

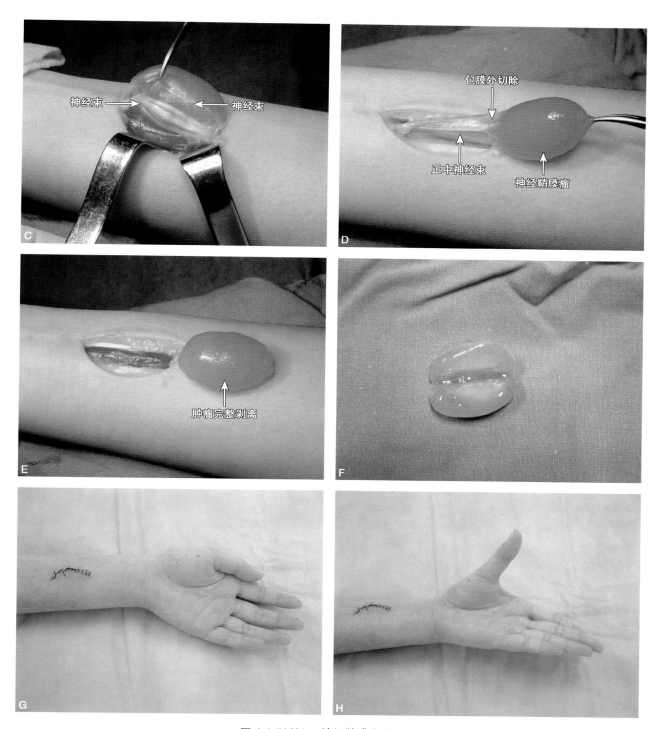

图 4-1-5(续) 神经鞘膜瘤病例 1

C.术中可见神经束及神经纤维包裹在肿瘤表面;D.手术行包膜外切除,手术时需仔细将神经纤维一层层分离、保护好,逐层剥离开神经纤维,可完整摘除肿瘤;E.完整摘除肿瘤;F.肿瘤断剖面;G~J.术后正中神经功能检查,拇指外展(H)、拇指对掌(I)及握拳(J)等功能正常,说明手术摘除肿瘤时,神经未受到损伤。

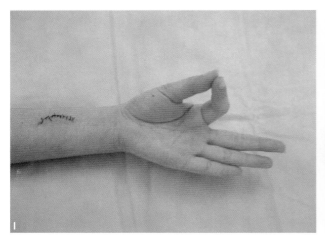

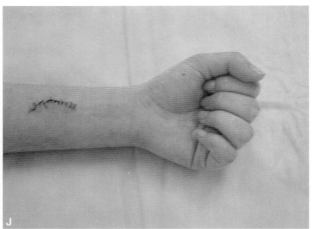

图 4-1-5(续) 神经鞘膜瘤病例 1

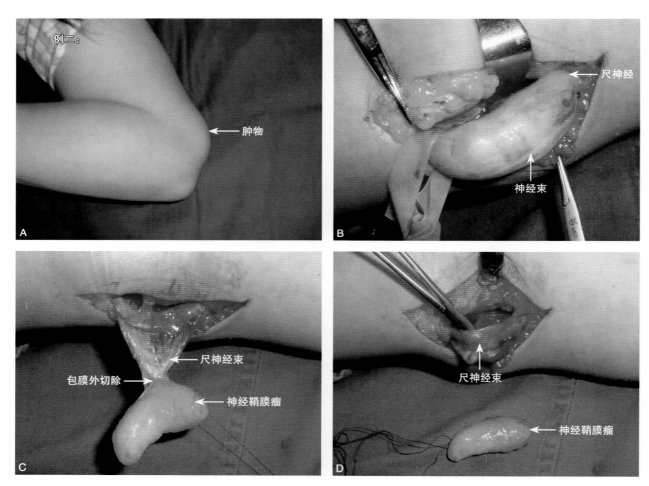

图 4-1-6 神经鞘膜瘤病例 2

A. 肘后肿物；B. 肿瘤与尺神经相连，神经束及神经纤维包裹在肿瘤表面；C. 手术：包膜外切除；D. 完整摘除肿瘤。

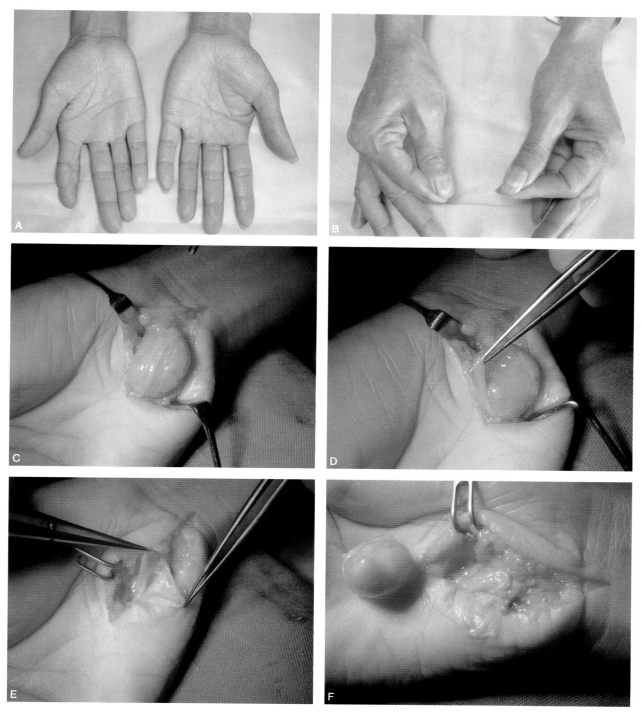

图 4-1-7 神经鞘膜瘤病例 3

A. 右腕尺侧肿物 15 年, 小鱼际肌萎缩; B. 右手第一背侧骨间腕萎缩, 右手力弱; C. 右尺管内尺神经深支肿物, 神经束及神经纤维包裹在肿瘤表面; D. 手术: 包膜外切除; E. 神经束及神经外膜完整剥离; F. 肿瘤完整摘除;

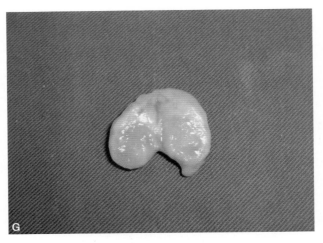

图 4-1-7(续) 神经鞘膜瘤病例 3
G.肿瘤断剖面。

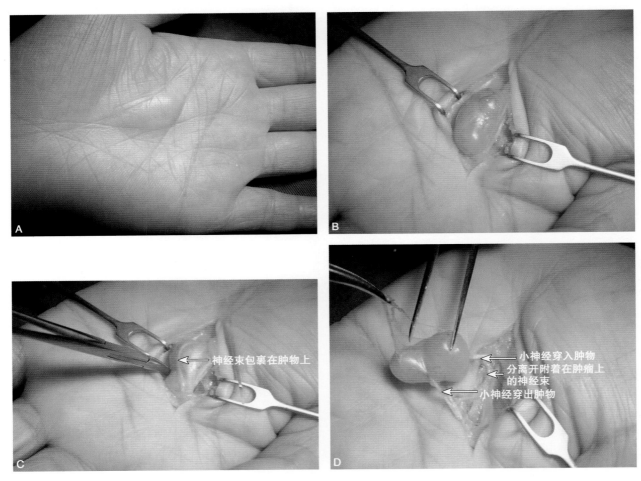

图 4-1-8 神经鞘膜瘤病例 4

A.掌心肿物;B.掌心肿瘤与指总神经相连;C.神经纤维包裹在肿瘤表面;D.大部分包裹在肿瘤外的神经束可行包膜外分离,但有 2 条小神经穿入和穿出肿瘤,不能分离开;

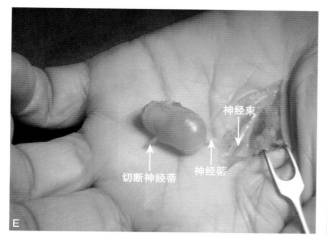

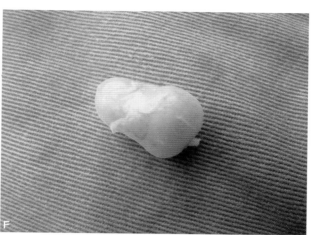

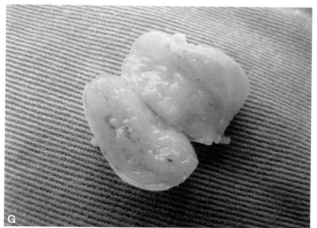

图 4-1-8(续)　神经鞘膜瘤病例 4

E. 切断小神经蒂,肿瘤完整分离剥出;F. 完整摘除肿瘤;G. 肿瘤断剖面。

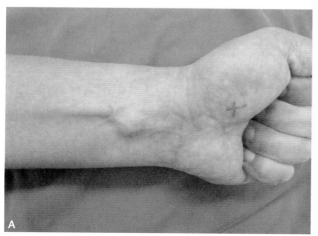

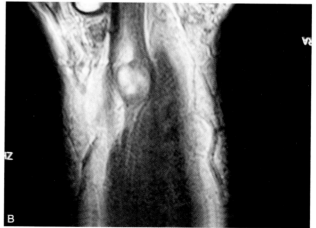

图 4-1-9　神经鞘膜瘤病例 5

A. 前臂下端皮下肿瘤;B. CT 示肿瘤与正中神经相连;

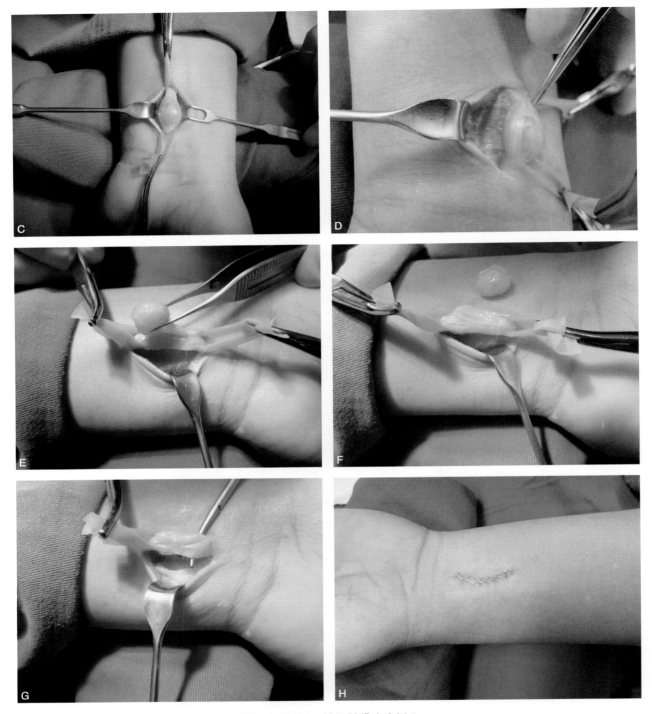

图 4-1-9（续）　神经鞘膜瘤病例 5

C.手术证实肿瘤生长在正中神经上；D.正中神经束层层包裹在肿瘤外；E.行包膜外切除，将肿瘤外神经束膜钝性分离；F.肿瘤完整分离出；G.正中神经与肿瘤完整分离；H.创口缝合。

（杨克非　何斌）

第二节　多发性神经鞘膜瘤

【病因】　多发性非前庭神经施万细胞瘤称为施万细胞瘤病（multiple neurilemmomas），亦称Ⅲ型神经纤维瘤病（NF-3）或多发性神经鞘膜瘤。

【临床】与神经鞘膜瘤相同。

【病理】与神经鞘膜瘤相同。（图 4-2-1）

【治疗】多为手术切除，难以行包膜外切除，不易切除干净。（图 4-2-2）

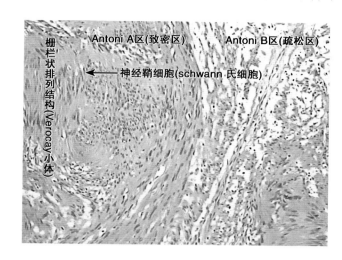

图 4-2-1　病理切片分为致密区和疏松区，可见"栅栏状排列"结构（Verocay 小体）和神经鞘细胞（施万细胞）

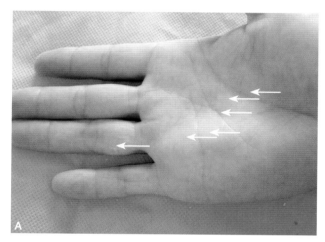

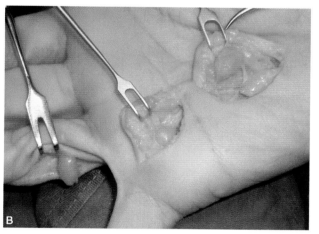

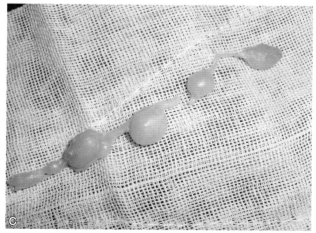

图 4-2-2　环指、手掌多处肿物

A. 术前病变部位外观，箭头所指为肿瘤出现的位置；B. 手术见环指及手掌多发肿瘤（环指指神经于肿瘤上次手术时已切断），肿瘤与指神经及指总神经不能分离；C. 多发肿瘤切除（掌心肿瘤与神经不能分离）。

（杨克非）

第三节 颗粒细胞瘤

颗粒细胞瘤（granular cell tumo，GCT）又称颗粒细胞神经鞘瘤（granular cell schwanroma）。

【病因】不清，颗粒细胞瘤是变异型的神经鞘膜细胞良性肿瘤。

【临床】可发生于很多部位，可发生于任何年龄（多为 40~70 岁），女性稍多，位于皮下，质硬、有轻压痛，直径多在 3cm 以下，多结节状，切面呈灰黄色。

【病理】界限不清，瘤细胞大小不等，呈巢状或索状，胞体圆形、多边形、卵圆形、梭形不等。胞浆丰富，充满大小相似、分布不均匀的嗜酸性颗粒，胞核大无明显异型性，核分裂相罕见。瘤细胞间为宽窄不等的纤维结缔组织间隔。（图 4-3-1~图 4-3-3）

【治疗】局部完整切除。（图 4-3-4）

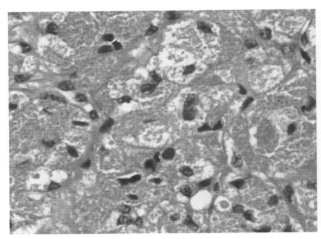

图 4-3-1 瘤细胞胞浆丰富红染，颗粒状

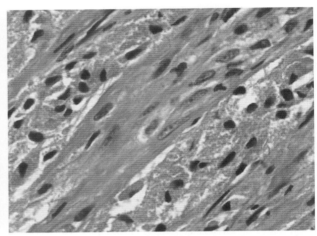

图 4-3-2 瘤细胞多种形状，核大、胞浆丰富红染、颗粒状，在肌束之间生长

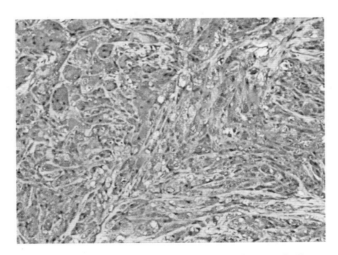

图 4-3-3 免疫组化表达 S100，提示与神经组织相关

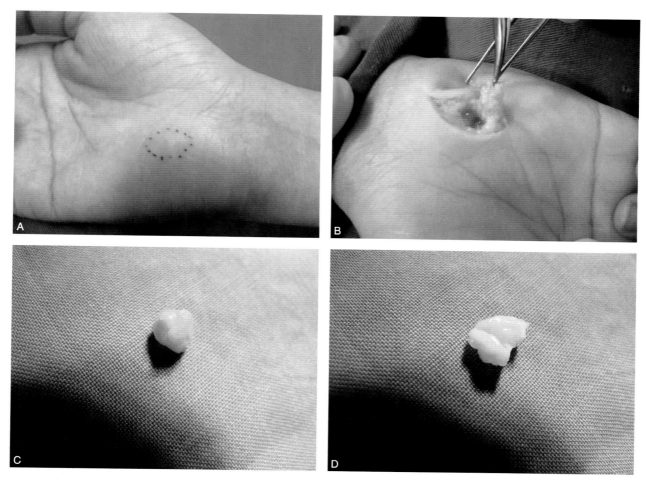

图 4-3-4 颗粒细胞瘤病例
A.肿瘤位于手掌;B.手术摘除;C.肿瘤被完整摘除,黄色、多结节状;D.肿瘤断剖面。

（杨克非）

第四节 神经纤维瘤

神经纤维瘤（neurofibroma）是一种神经内界限清楚或神经外弥漫生长的周围神经鞘瘤,由施万细胞、神经束膜样细胞和成纤维细胞构成。本节只介绍神经内神经纤维瘤。

神经内神经纤维瘤

【病因】 神经内神经纤维瘤（intraneural nerve fibroma）由神经轴索生长,多为先天性。

【临床】 为单发,临床与神经鞘膜瘤无明显不同,恶变极少,多无感觉变化或疼痛,但增大后可有疼痛等感觉异常表现,MRI 表现与神经鞘瘤相似。所有年龄和性别都可发病,高峰期 20～40 岁。

【病理】 界限清楚,灰白色无包膜,肿物可呈多结节状。肿瘤内有神经组织各种成分的增生,其中以神经鞘细胞的增生最为明显,瘤组织内除有大量纤维组织增生外,还有大小不等的血管以及条索状的粗大神经。

显微镜下和神经鞘瘤的不同处,在于无完整的被膜及瘤细胞不作栅栏状排列。（图 4-4-1～图 4-4-3）

【治疗】 无症状可不处理;若生长迅速、有疼痛或因肿瘤生长引起并发症时可考虑手术。目前尚无理想的治疗方法,手术切除可造成神经损伤、肢体功能障碍。（图 4-4-4、图 4-4-5）

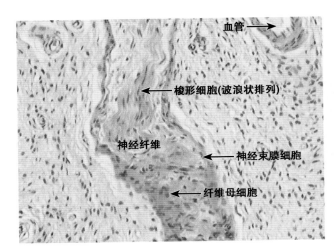

图 4-4-1 肿瘤由施万细胞、神经束膜样细胞和成纤维细胞构成,瘤细胞核卵圆形到梭形,还有大小不等的血管以及条索状的粗大神经

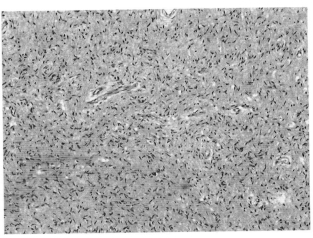

图 4-4-2 瘤组织由纤细的梭形细胞构成,瘤细胞排列不规则,无栅栏状结构(低倍镜)

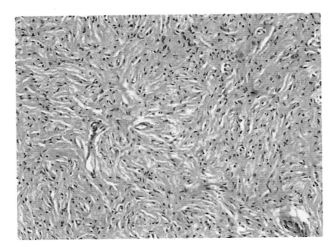

图 4-4-3 瘤组织由纤细的梭形细胞构成,瘤细胞排列不规则,不作栅栏状结构(中倍镜)

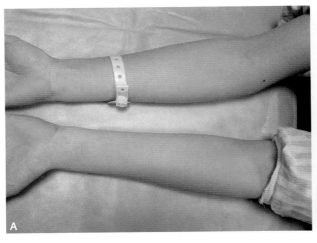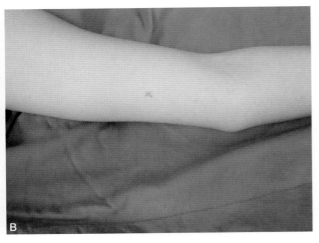

图 4-4-4 神经内神经纤维瘤病例 1
A. 左前臂屈肌较对侧轻度萎缩;B. 左上臂下段内侧可触及皮下肿物;

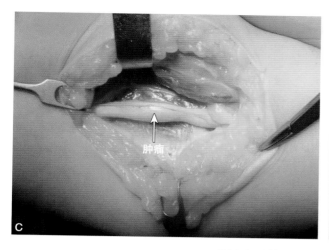
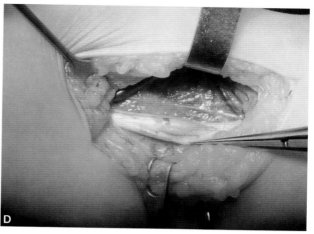

图 4-4-4(续) 神经内神经纤维瘤病例 1
C. 术中探查见正中神经肿瘤；D. 肿瘤与神经无法分离。

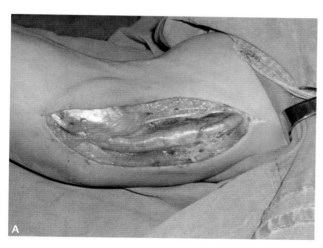
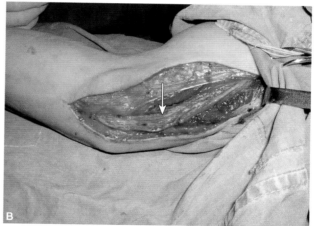

图 4-4-5 尺神经肿瘤
A. 术中探查见尺神经肿瘤；B. 肿瘤与神经无法分离(箭头)。

(杨克非)

第五节 神经纤维瘤病

神经纤维瘤病(neurofibromatosis disease)(NF-1)的诊断标准(符合以下 2 个或 2 个以上)。

1. 具备≥6 个牛奶咖啡斑，青春期前患者最大直径>5mm，青春期后患者最大直径>15mm。
2. 神经纤维瘤超过 2 个或出现 1 个丛状神经纤维瘤。
3. 腋窝或腹股沟出现雀斑。
4. 视神经胶质瘤。
5. 2 个或多个 Lish 结节(良性虹膜色素性错构瘤)。
6. 骨病变(例如蝶骨结构不良、长管状骨结构不良或皮质变薄)。
7. 一级亲属(父母、兄弟姐妹、子女)患本病。

一、多发性神经纤维瘤病

【病因】 不清，它是神经纤维瘤病的一型，有的生后即有，有的到了中年才出现，良性。

【临床】合并皮肤硬化、色素沉着、多发皮下肿物以及典型的皮肤牛奶咖啡斑(图4-5-1),称为神经纤维瘤病,发病率为1:(2 500~3 000),男性>女性,没有种族差异。多在非暴露皮肤表面,神经纤维瘤可在牛奶咖啡斑之后出现,也可出生时出现,瘤可遍布全身,生长缓慢,突然增大应考虑恶性变(图4-5-2)。肿瘤常越过神经束膜的限制进入周围组织,如四肢、躯干、头颈等处,在体表形成结节或斑块,高出皮肤。此肿瘤有的患者有遗传性(图4-5-3)。

【病理】镜下形态同神经纤维瘤。(图4-5-4)

【治疗】一般病例不需要外科手术治疗,但生长迅速、疼痛或因肿瘤生长引起并发症时可考虑手术治疗。神经纤维瘤病恶变率为2%~29%,若有恶变需扩大切除或截肢(指)。肿瘤遍布四肢及全身,无法切除,易恶性变。(图4-5-5)

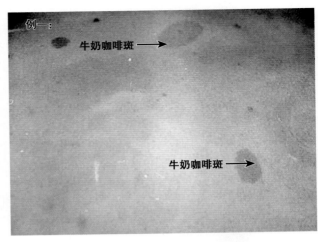

图4-5-1　多处牛奶咖啡样斑及色素沉着

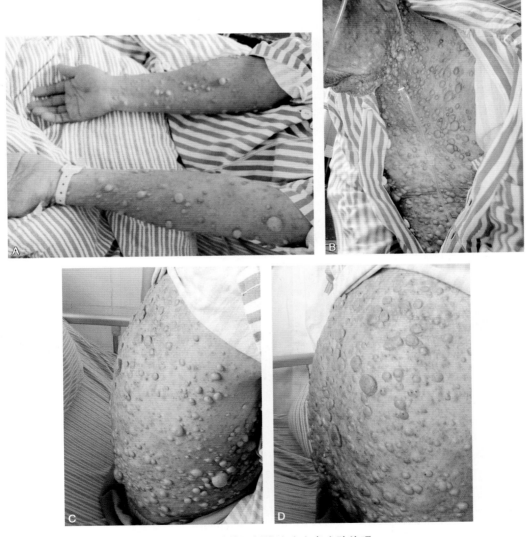

图4-5-2　多发性神经纤维瘤病患者皮肤外观

A.双上肢皮肤散在多个肿瘤结节;B.面、颈、胸部皮肤无数肿瘤结节;C.背部皮肤肿瘤结节;D.背部肿瘤结节。

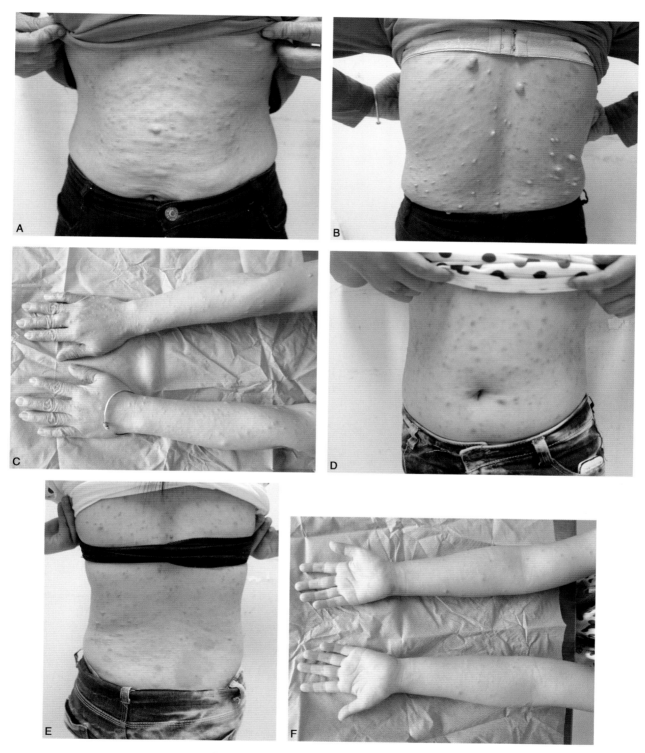

图 4-5-3　多发性神经纤维瘤病的遗传性

A. 母亲腹部皮肤多个肿瘤结节；B. 母亲背部皮肤肿瘤结节；C. 母亲双上肢皮肤多个肿瘤结节；D. 患者女儿腹部皮肤肿瘤结节图；E. 患者女儿背部多发肿瘤结节，并有多处牛奶咖啡样斑；F. 患者女儿双上肢也出现肿瘤结节。

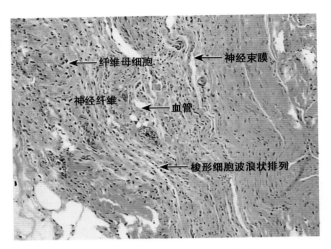

图 4-5-4 镜下形态同神经纤维瘤

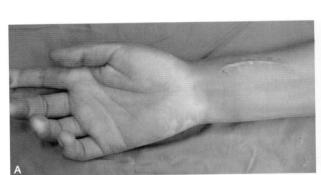

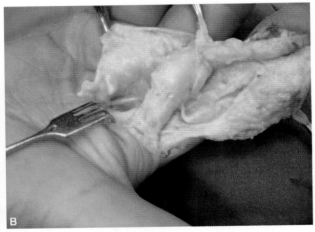

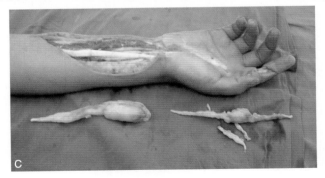

图 4-5-5 多发性神经纤维瘤病病例 1

A.前臂及掌指部肿瘤长大、疼痛、术后再次复发;B.手术显露掌指部神经肿瘤;C.行前臂及手部
肿瘤切除。

（杨克非　李淳）

二、弥漫型神经纤维瘤病

【病因】　弥漫型神经纤维瘤病(Von Recklinghausen disease)多为先天性,是神经纤维瘤病的一型。

【临床】　Von Recklinghausen 在 1882 年首先对该病进行了描述:幼年时出现牛奶咖啡样斑,与雀斑相似,非常小,后随年龄增长斑块会逐渐增大,多在非暴露皮肤表面,神经纤维瘤可在斑之后出现,也可在出生时出现。瘤可遍布全身,生长缓慢,青春期或妊娠期生长加速。突然增大应考虑恶性变。肿瘤常越过神经束膜的限制进入周围组织,如四肢、躯干、头颈等处,在体表形成结节或斑块,高出皮肤。

【病理】　大体可见:肿物切开在真皮和浅筋膜之间增厚变硬,充满灰白色瘤组织,界限不清。镜下形态同神经纤维瘤。可见表皮基底黑色素增加,有时黑色素形成巨大黑色素小体。浅层,皮肤色素沉着,真皮层皮下组织充满肿瘤组织。中间层,肿瘤细胞围绕皮脂腺和立毛肌生长;深层,肿瘤在脂肪组织间生长。(图 4-5-6)

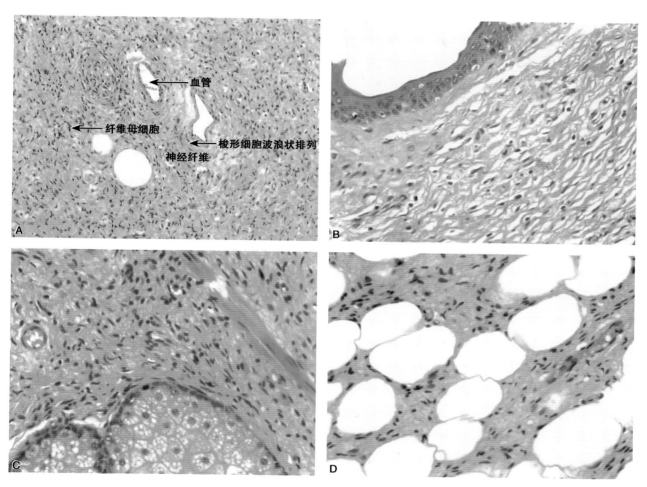

图 4-5-6　弥漫型神经纤维瘤病病理特点

A. 镜下形态同神经纤维瘤;B. 浅层皮肤色素沉着,真皮层及皮下充满肿瘤组织;C. 中间层肿瘤细胞围绕皮脂腺和立毛肌生长;D. 深层肿瘤在脂肪组织间生长。

【治疗】　一般病例不需要外科手术治疗,生长迅速、伴有疼痛时应考虑恶性变,或因肿瘤生长引起并发症时可考虑手术治疗,恶变常发生在患有本病多年的患者,神经纤维瘤病恶变率为 2%~29%,若有恶变需扩大切除或截肢(指)。(图 4-5-7)

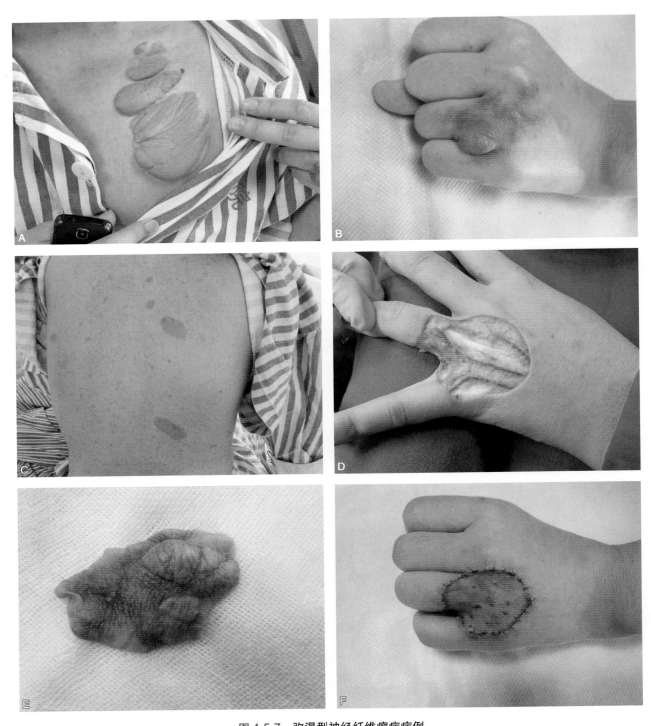

图 4-5-7　弥漫型神经纤维瘤病病例
A. 胸部肿瘤病变；B. 手部肿瘤病变；C. 牛奶咖啡样斑及散在多发的神经纤维瘤结节；D. 手术行手部肿瘤切除；E. 切除的手部肿瘤；F. 创面植皮；

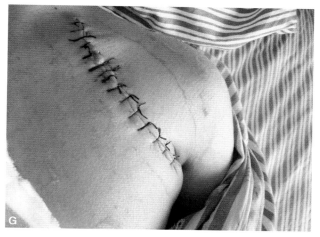
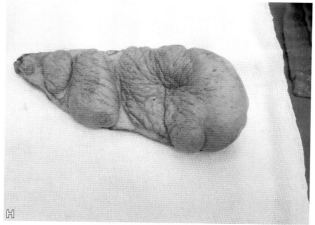

图 4-5-7(续) 弥漫型神经纤维瘤病病例
G.胸部肿瘤切除,创口直接缝合;H.切除的胸部肿瘤。

(杨克非)

第六节 神经脂肪纤维瘤

【病因】 神经脂肪纤维瘤(neurofibromalipoma)被认为是先天性错构瘤。

【临床】 肿瘤为梭形,呈橙黄色,位于增生的神经干上。肿瘤是大量脂肪和纤维在神经内、外增生所引起的神经肥大,常发生在正中神经、尺神经及指神经,病变肢(指、趾)常伴有不同程度的巨指(趾)、巨掌畸形。

本病常为无症状的弥漫性肿块,无疼痛或压痛,肿物范围与受累的神经部位不同,如尺神经在腕或掌受累,可造成环小指巨指畸形或巨掌畸形,若一侧指神经受累,可造成手指一侧肥大,手指向另外一侧偏斜。

【病理】 神经脂肪瘤病以脂肪和纤维组织浸润神经外膜为特征。脂肪和纤维组织在神经束之间或周围生长,可以导致受累神经增粗。增粗的神经外膜和周围部分被混合的脂肪组织和纤维组织浸润,神经束被分隔开。同心性的神经周围纤维组织是主要特征。(图 4-6-1)

【治疗】 切除肿瘤侵及的神经并修整巨形指(趾),若有条件也可考虑神经移植以修复切除后的神经缺损。术后肿瘤易复发。(图 4-6-2~图 4-6-4)

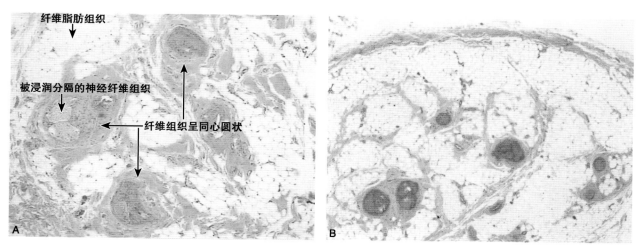

图 4-6-1 神经脂肪纤维瘤病理特点
A.低倍镜下见脂肪和纤维组织在神经外膜中浸润,并分隔神经束,呈同心圆状;B.增粗的神经外膜和周围部分被混合的脂肪和纤维组织浸润,神经束被分隔开;

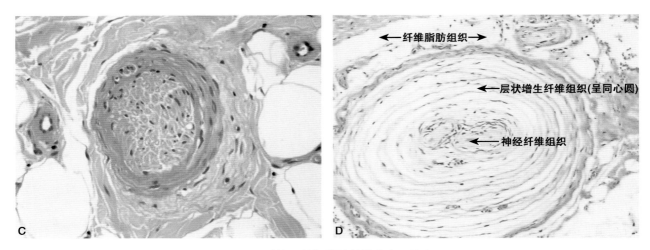

图 4-6-1(续)　神经脂肪纤维瘤病理特点
C.中倍镜下同心性排列的神经周围纤维组织;D.环层小体显著增厚、层数增加。

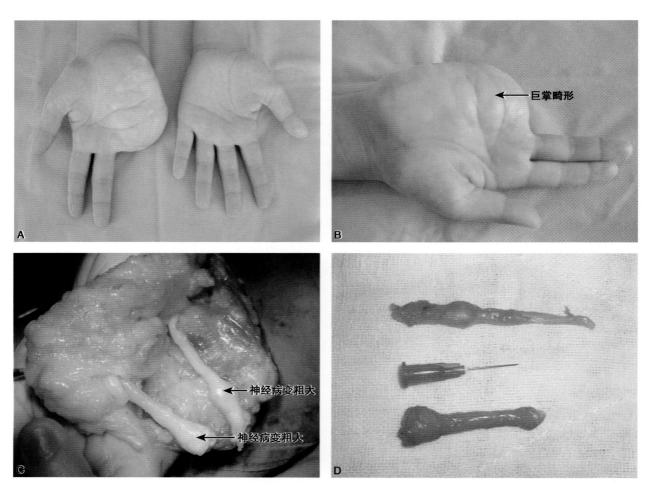

图 4-6-2　神经脂肪纤维瘤病例 1

A.该患者因右手环、小指幼儿时粗大已被截除,但右手尺侧手掌又生长巨大;B.尺侧手掌巨掌畸形;C.手掌内指总神经病变粗大,脂肪增生肥厚;D.切除明显粗大的病变指总神经及增厚的脂肪。

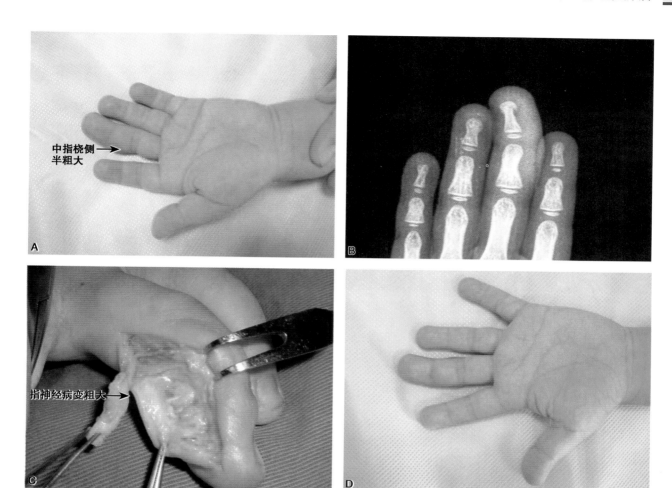

图 4-6-3 神经脂肪纤维瘤病例 2

A. 术前中指桡侧粗大,并向尺侧偏斜;B. X 线片示中指末节指增长向尺侧偏斜,未见骨质破坏;C. 术中见桡侧指神经粗大,脂肪增生——均予切除;D. 肿瘤切除术后。

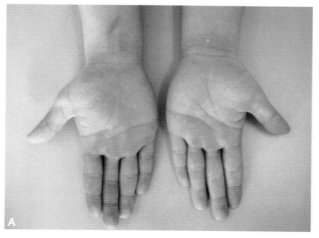
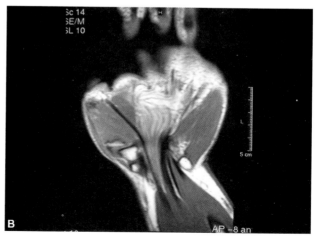

图 4-6-4 神经脂肪纤维瘤病例 3

A. 患者于 5 年前无诱因发现右手掌肿物,核桃大小,使用手时偶有不适,未予特殊处理。近年发现肿物逐渐长大,且疼痛症状加重,并向桡侧手指放射,前来就诊。右手掌桡侧可见 4cm×5cm 肿胀区域,界限不清,皮肤颜色正常,质地柔软,各关节主、被动活动正常,皮温略高,无血管性波动感,上举及下垂上肢肿物形态及大小无变化。手指血运及感觉功能正常;B. MRI 示右手掌正中神经明显增粗,神经内充满脂肪组织,神经纤维束扭曲。临床诊断:右正中神经脂肪纤维瘤;

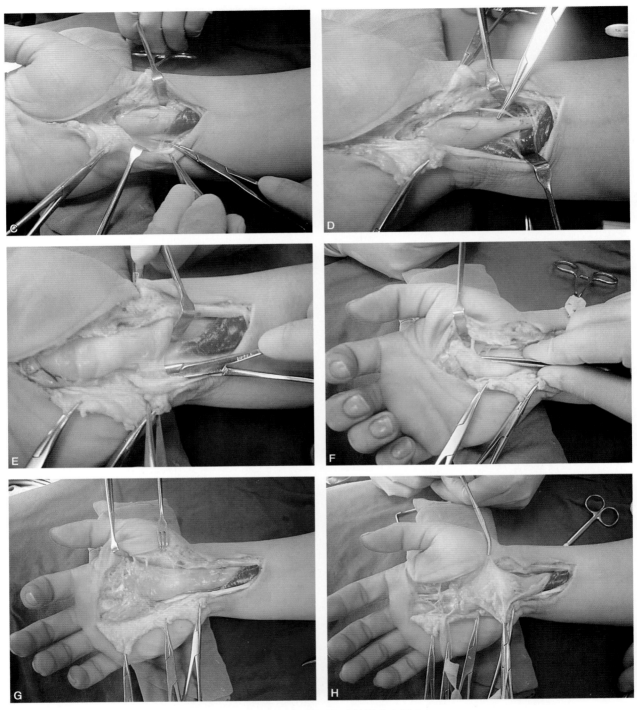

图 4-6-4(续)   神经脂肪纤维瘤病例 3

C. 发现前臂远端正中神经增粗,脂肪组织广泛浸润,正中神经干桡侧部分神经组织外形尚正常;D. 游离局部神经干,直到近端正常部分为止,同时找到正中神经掌皮支,予以保护;E. 进一步切开远端的腕横韧带,显露大部分神经病变组织;F. 沿神经干继续分离其远端,找到正中神经鱼际支,予以保护;G. 向远端延长切口,并解剖分离正中神经至指总神经,同时游离掌浅弓,予以保护。此时可见正中神经病变范围从前臂远端到远侧掌横纹,神经干内充满脂肪组织,病变组织与周围组织界限清楚,仅局限于神经干内;H. 切开病变组织外膜,见神经干内充满脂肪组织,脂肪组织浸润性侵犯神经束间和束内;

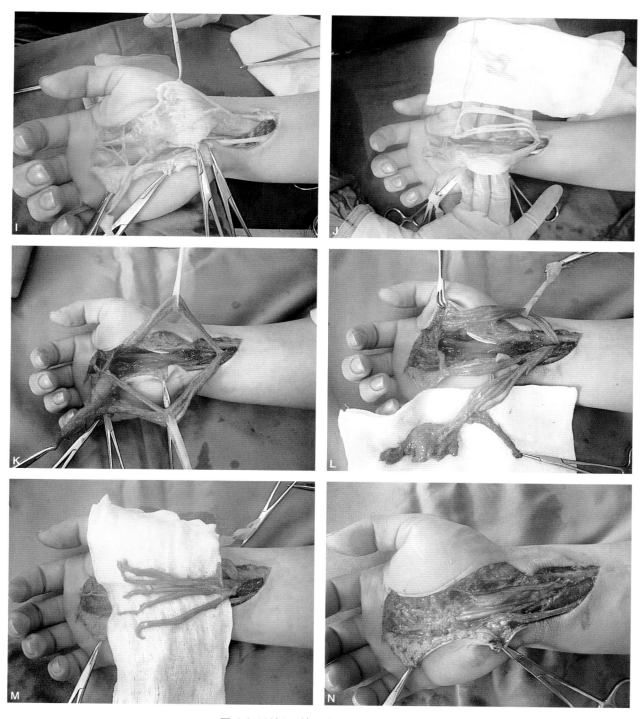

图 4-6-4(续) 神经脂肪纤维瘤病例 3

I.在病变组织中分离寻找正常神经束;J.将神经干桡侧正常神经束分离出来(包括鱼际支),尺侧神经束与病变组织无法分离开;K.尽量多分离出病变组织内的正常神经束;L.将神经干内无法分离出的病变组织从远、近端正常的神经组织处予以切除;M.显露好保留的相对正常的神经束,准备下一步缝合;N.以 8-0 无创缝合线将离断的神经束无张力下行端-端缝合。清洗伤口,放松止血带,止血彻底,缝合伤口,伤口内放置橡皮引流条,包扎伤口。轻度屈曲腕关节位石膏托外固定 3 周。

(田文 杨克非)

第七节   恶性周围神经鞘瘤

恶性周围神经鞘瘤（malignant peripheral nerve sheath tumore,MPNST）目前包括恶性神经鞘瘤、神经纤维肉瘤及恶性神经束膜瘤。

【病因】不清,50%的恶性神经鞘瘤合并神经纤维瘤病。

【临床】典型恶性周围神经鞘瘤,是一种起自于周围神经或显示神经鞘膜不同成分分化的梭形细胞肉瘤,诊断恶性神经鞘瘤要符合以下条件之一:

1. 肿瘤起自神经纤维,特别是丛状神经纤维瘤和伴有 NF1 者。

2. 肿瘤起自周围神经。

3. 从良性神经瘤如神经纤维瘤、神经鞘瘤等发展而来。

4. 患者虽不伴有 NF1,但瘤细胞的组织学形态与大多数的 MPNST 相同,免疫组化和电镜观察也提示瘤细胞具有施万细胞分化。

20~50 岁多发,多合并神经纤维瘤病,发病年龄较低,肿瘤早期无症状,晚期可出现神经受累,疼痛,肌肉麻痹,皮肤感觉障碍,恶性神经鞘瘤直径>5cm,或合并神经纤维瘤病者,术后易复发、转移。

【病理】镜下表现:①基本的组织学表现为梭形细胞肉瘤,类似于纤维肉瘤,但可见逗点状扭曲的细胞核,部分细胞浆空亮、可见 Storiform 结构以及有形成致密的 Antoni A 区及疏松的 Antoni B 区结构的趋势,间质稀疏、淡染。②部分病例有明显的神经纤维瘤样区域,细胞轻度异型,细胞间多为黏液样间质,与周围异型明显的肉瘤样区有移行但分界明显。部分病例具有局灶性的肉瘤样区,分别呈现为平滑肌肉瘤样、恶性纤维组织细胞瘤样、滑膜肉瘤样、血管外皮瘤样改变,可伴有出血坏死,坏死区周围的瘤细胞呈假栅栏状排列。③少数病例有异源性成分,最常见的成分是横纹肌肉瘤,其次为骨,个别病例瘤组织内见个别异型腺体。④间质血管明显增生,血管周围瘤细胞密度较远离血管区明显增加,常出现血管外皮瘤样区。（图 4-7-1、图 4-7-2）

【治疗】出现恶变时肿瘤需行扩大切除或截肢（指）术,肉瘤诊断确立后,应早做截肢（指）手术,恶性神经肿瘤切除时,术中需对病变的神经残端行病理检查,以确定肿瘤是否切除彻底。（图 4-7-3）

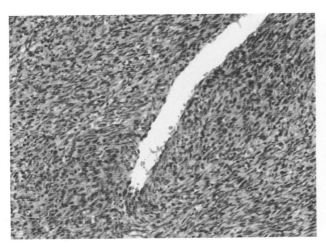

图 4-7-1   组织学表现为梭形细胞肉瘤,类似于纤维肉瘤,但可见逗点状扭曲的细胞核,部分细胞浆空亮

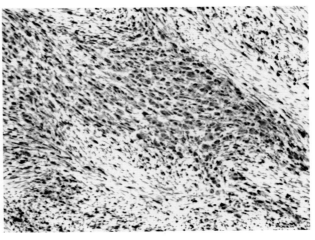

图 4-7-2   免疫组化 S100 染色阳性

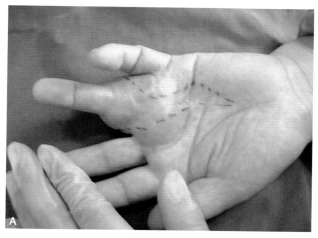
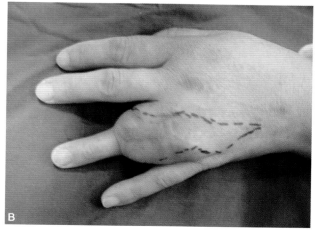
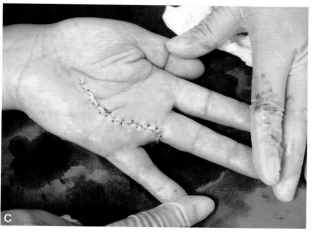

图 4-7-3 左环指肿瘤(恶性神经鞘瘤)
A. 术前患病部位掌侧;B. 术前患病部位背侧;C. 行环指掌指骨纵列截除术后。

（李淳 杨克非）

第八节 恶性周围神经鞘膜瘤

【病因】 恶性周围神经鞘膜瘤病因不清,神经纤维瘤病恶变率为 2%~29%,统称为恶性神经鞘膜瘤。

【临床】 神经纤维瘤病若肿瘤生长迅速,伴有疼痛,或因肿瘤生长引起并发症时应考虑是否有恶变,需手术治疗。

【病理】 镜下可见细胞密集,瘤细胞呈鱼骨状排列,具有明显的异型性。(图 4-8-1)

【治疗】 若有恶变需扩大切除或截肢(指)。(图 4-8-2)

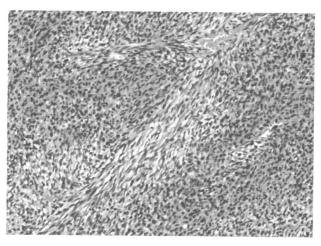

图 4-8-1 瘤细胞呈鱼骨状排列,具有明显的异型性

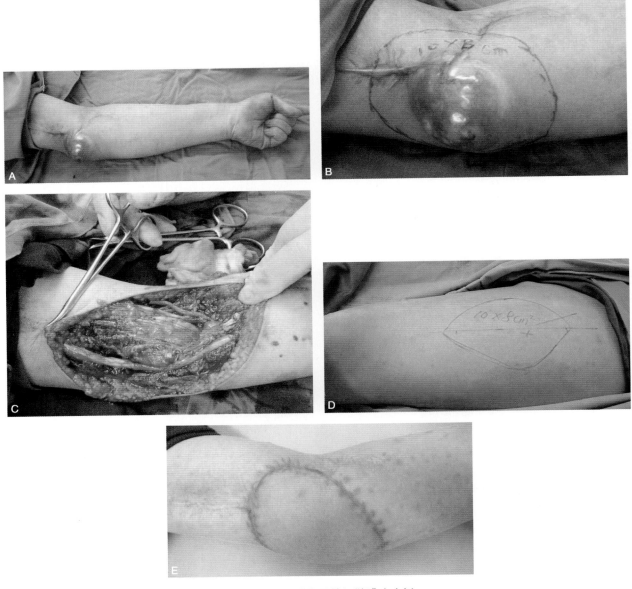

图 4-8-2 恶性周围神经鞘膜瘤病例
A. 肘下肿瘤；B. 计划扩大切除范围；C. 扩大切除术后；D. 设计局部转移皮瓣；E. 皮瓣移植术后。

（李淳　杨克非）

第九节　外周原始神经外胚瘤

【病因】外周原始神经外胚瘤（primitive neuroectodermal tumor，PNET）是由原始神经外胚层细胞衍生而来的高度恶性肿瘤，分化差。

【临床】外周原始神经外胚瘤也称外周神经上皮瘤或外周神经母细胞瘤。它多发生于中枢神经系统，也可发生于周围神经系统。它发生于生命早期，表现为界限性肿块，预后差，易转移。此瘤可见于脊柱中轴以外的部位，如肩部和上肢，与臂丛神经及周围大神经有关，部分病例肿瘤紧密附着于大神经，造成神经功能减退。

肿瘤呈结节状或分叶状，质软或脆，切面呈灰黄色或灰红色，常伴有坏死、囊肿形成或出血。

【病理】为紧密成片或呈小叶状分布的小圆细胞组成，组织学可看到细胞密集呈巢状排列，被致密纤维组织分隔成分叶状或腺泡状,呈玫瑰花形或菊形团(homer-wright)(图4-9-1)。PNET分类和命名复杂,从分化程度低(如尤因肉瘤)到分化程度高(如神经上皮瘤)的疾病。

【治疗】手术广泛切除、化疗,术后放疗。(图4-9-2)

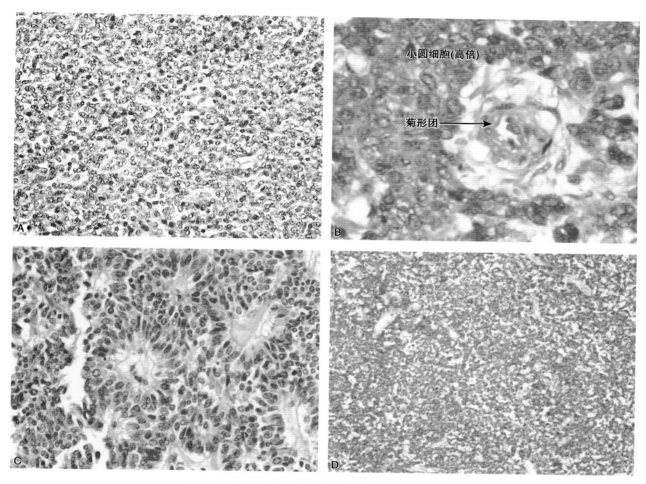

图4-9-1　外周原始神经外胚瘤病理特点

A.由弥漫分布的小圆细胞组成,圆形或卵圆形,核深染,大小一致;B.致密纤维组织分隔成分叶状或腺泡状,呈"菊形团"样;C."菊形团";D.免疫组化CD99。

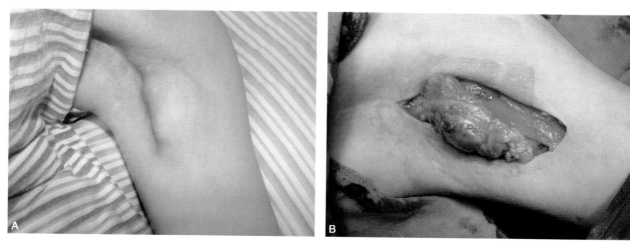

图4-9-2　外周原始神经外胚瘤病例

A.腋下肿瘤;B.手术暴露肿瘤;

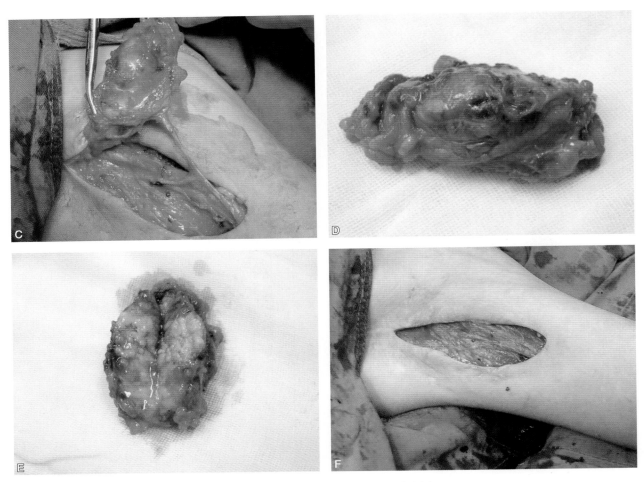

图 4-9-2(续) 外周原始神经外胚瘤病例
C.手术摘除肿瘤;D.肿瘤较完整摘除;E.肿瘤断剖面,见有坏死、液化;F.肿瘤摘除后,创口直接缝合。

（杨克非）

第十节 透明细胞肉瘤

【病因】 透明细胞肉瘤(clear cell sarcoma,CCS)属于周围神经恶性肿瘤,是一种具有色素细胞分化的软组织肿瘤。肿瘤细胞透明,其组织学和免疫表现类似于恶性黑色素瘤,故又称软组织恶性黑色素瘤(malignant melanoma of oft parts),它具有不同于恶性黑色素瘤的特异性染色体易位,发生于婴幼儿肾脏的透明细胞肉瘤,虽然名称相同,但却是一种与本瘤毫不相关的肿瘤。

【临床】 好发年龄为20~40岁,平均27岁,女性多于男性,男女比例为2∶3。好发于四肢末端,常与腱鞘或腱膜紧密相连,可累及皮下,但皮肤多完好。临床上表现为生长缓慢的肿块,从数周至数年不等,1/3~1/2的患者有疼痛或触痛,X线、CT或MRI显示局部有软组织肿块影,同位素和PET检查有时可发现转移灶。大多数瘤体较小,直径多在2~6cm,偶见15cm。周界清晰无包膜,分叶状或结节状,质地坚实,常附着于腱鞘或腱膜,与被覆皮肤不连,切面呈灰红色,可见灶性出血、坏死或囊性变。

【病理】 由束状、巢块或片状瘤细胞组成,其间为纤细或致密的纤维结缔组织间隔。网状纤维染色能清晰显示巢状或器官样排列结构。瘤细胞呈多边形、卵圆形或胖梭形,胞质透亮,核呈圆形或卵圆形,淡染或呈空泡状,可见明显的嗜伊红色或嗜双色性核。有的可见多核巨细胞核位于胞质周边排列。有时同一肿瘤的不同区域内可见透明细胞和嗜伊红细胞并存,两种细胞之间可见形态移行。病理切片可见透明细胞肉瘤:瘤组织由束状、巢状或片状的瘤细胞组成,其间为纤细或致密的纤维结缔组织间隔。瘤细胞呈多边形、卵圆形或胖梭形,胞浆透亮,核呈圆形或卵圆形,淡染呈空泡状,可见明显嗜酸性核仁或嗜双色性核仁,核分裂不多见。(图 4-10-1)

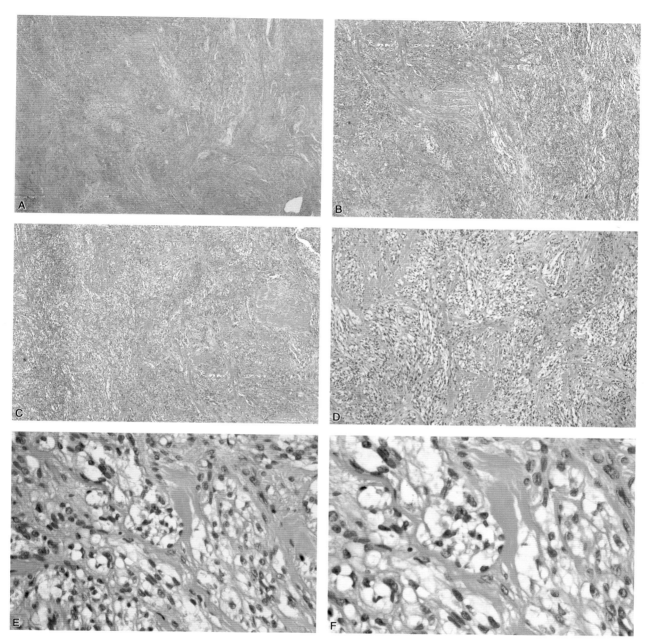

图 4-10-1 透明细胞肉瘤病理
A. 20 倍;B. 40 倍;C. 100 倍;D. 200 倍;E. 400 倍;F. 600 倍。

【鉴别诊断】

1. 纤维肉瘤。
2. 恶性周围性神经鞘瘤。
3. 恶性黑色素瘤。
4. 转移性肾透明细胞瘤。

【治疗】 肿瘤完整切除,必要时加上区域淋巴结清扫。(图 4-10-2)

【预后】 CCS 恶性程度高,致死率为 37%~59%,多数病例发生复发和转移,常见转移为淋巴结,其次为肺。5 年、10 年、20 年生存率分别为 67%、33% 和 10%。复发病例直径在 5cm 以上或伴有坏死者预后不佳。

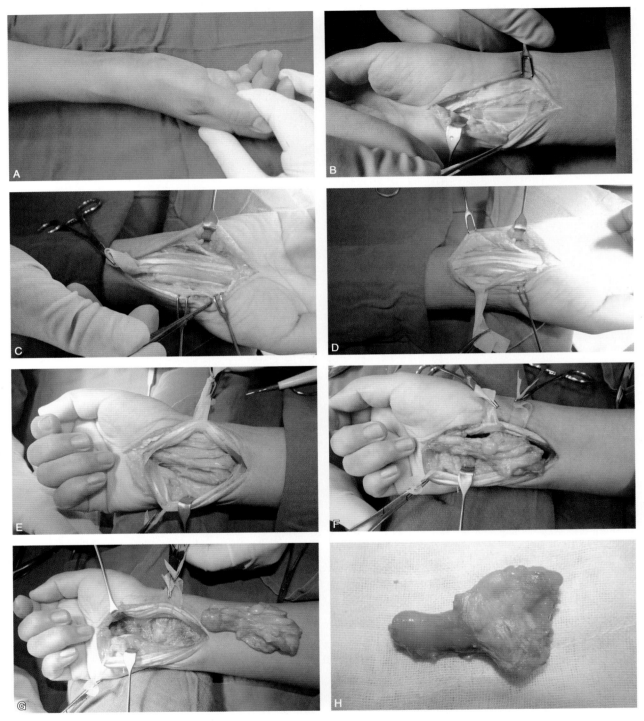

图 4-10-2　透明细胞肉瘤病例

A. 患者感右手麻 1 年,半年前发现右腕肿物渐大;B. 手术见肿物位于腕屈侧正中神经下方;C. 正中神经受压,于腕管近端神经增粗、远端变细。手术行神经松解;D. 大部分屈肌腱被肿瘤包裹;E. 屈肌腱可与肿瘤分离,部分腱周有损,但腱组织完整;F. 肿瘤深至骨面,旋前方肌全部受侵,结构消失;G. 肿物从桡尺骨及腕骨掌面完整摘除,部分腕关节囊破裂,手术修复;H. 被完整摘除的肿瘤;

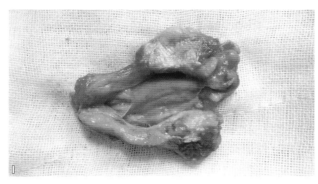 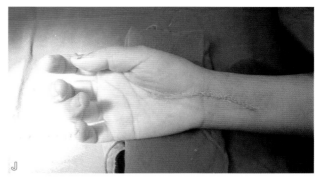

图 4-10-2(续)　透明细胞肉瘤病例
I. 肿瘤纵切面;J. 术后创口缝合。

（王朝辉　杨克非）

第五章

血 管 肿 瘤

第一节 血 管 球 瘤

血管球瘤(glomus tumor)又称神经血管球瘤。

【病因】 血管球瘤是血管球增生所致,起源于正常血管球体的球细胞,其来源于血管平滑肌细胞,是一种变异的平滑肌细胞。是原发于皮肤末梢动静脉吻合处血管球上皮的良性肿瘤,由血管球体细胞异常增生形成。

【临床】 最常见肿瘤位于手指甲床深层及指腹,也可生长在其他部位,如掌心等。点状压痛极为明显,病变部位对温度改变非常敏感,肿瘤疼痛是其主要症状,夜间更为明显。肿瘤生长时间较长,有的病程可长达30余年,有的病例可在末节指骨造成压迹,女性患者较男性多,约占70%以上。

肿瘤位于甲床下的,透过指甲可看到甲下呈蓝色或紫色瘀点(图5-1-1),有的病例肿瘤位于甲根部,影响指甲的发育及生长(图5-1-2),使指甲形成隆嵴状畸形,有的甲下肿瘤较大,造成指甲与甲床分离(图5-1-3)。位于指腹部位的肿瘤有的较小、较深,要仔细确定肿瘤的位置(图5-1-4)。

用彩色超声波检查,可看到彩流信号,它可帮助确定肿瘤的位置、形状及大小(图5-1-5、图5-1-6)。X线片可看到肿瘤对指骨造成的压迹或破坏(图5-1-7、图5-1-8)。

【病理】 肉眼见为暗红色小圆形肿物,显微镜下见多量血管球细胞,内含无髓鞘网状神经纤维。球细胞巢围绕毛细血管周围,球细胞小、一致、圆形,中位圆核,胞膜清晰。病理切片可见:瘤体成分由致密成堆的血管球样细胞和血管样间质组成。瘤细胞与血管平滑肌细胞有过渡现象。神经纤维染色可见瘤细胞间质中穿行有数量不等的无髓鞘神经纤维。(图5-1-9～图5-1-11)

【治疗】 手术彻底切除,复发较少。

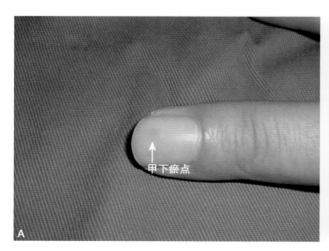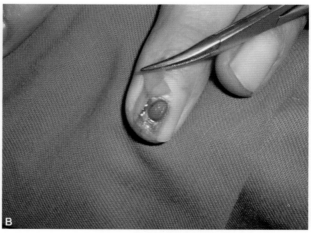

图5-1-1 甲下肿瘤,透过指甲可看到蓝色瘀点(A)术中可见甲下蓝色瘀点即为肿瘤(B)

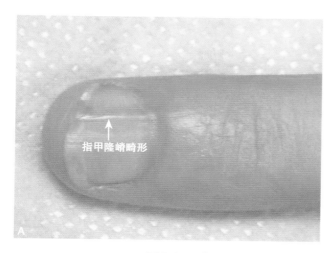
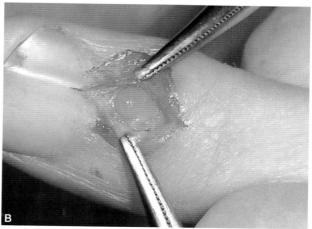

图 5-1-2 指甲形成隆嵴畸形（A），术中见隆嵴畸形甲根部为肿瘤（B）

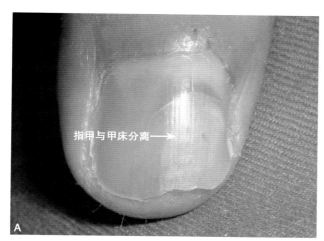
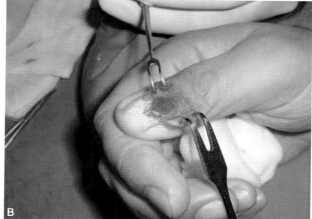

图 5-1-3 肿瘤较大，造成指甲与甲床分离（A），术中见指甲与甲床分离下方为肿瘤（B）

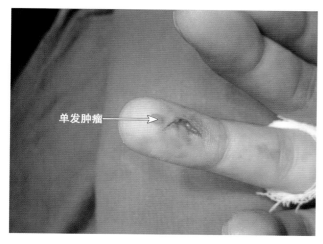
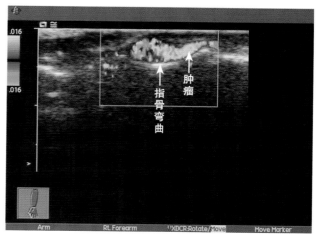

图 5-1-4 肿瘤位于指腹，位置确定后，可切开皮肤，有的肿瘤较小，于皮下要仔细寻找。肿瘤多为单发

图 5-1-5 彩色超声波检查，可看到肿瘤彩流信号，末节指骨由于肿瘤压迫而变形

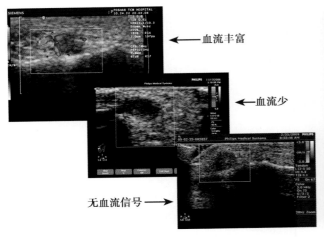

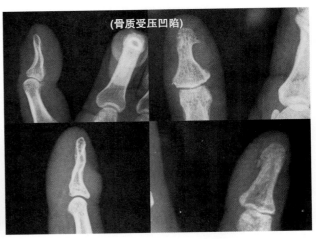

血流丰富

血流少

无血流信号

图 5-1-6   超声波检查:不同血流的肿瘤图像

图 5-1-7   X 线片示骨质受压凹陷

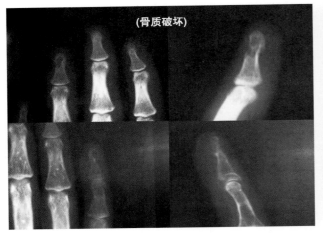

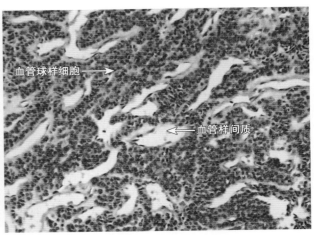

图 5-1-8   X 线片示骨质破坏

图 5-1-9   大量血管球样细胞及血管样间质

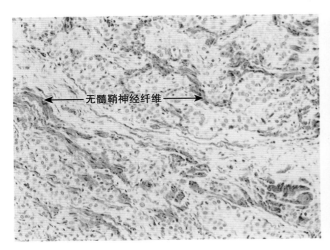

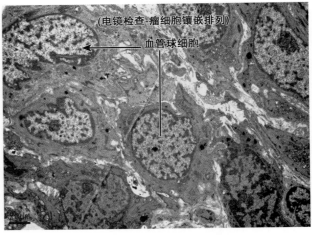

图 5-1-10   免疫组化 S100 显示间质内大量无髓神经纤维

图 5-1-11   电镜检查显示血管球细胞镶嵌排列

1. 位于甲床下的肿瘤,手术时不必完全拔除指甲,肿瘤部位确定后,在肿瘤部位的指甲开一小窗,掀开指甲即可见到隆起的甲床,切开甲床可看到肿瘤(图5-1-12),用细钳钝性分离,肿瘤可完整分离出(图5-1-13、图5-1-14),术后用可吸收的缝线将甲床修复,指甲再原位缝回即可,术后加压包扎。

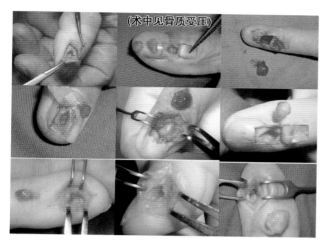

图 5-1-12　术中见骨质受压

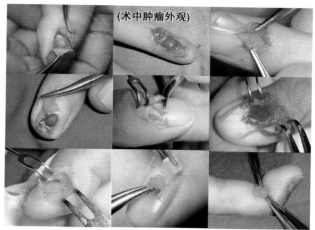

图 5-1-13　术中肿瘤外观

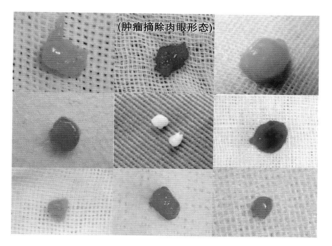

图 5-1-14　肿瘤摘除肉眼形态

2. 位于指腹部位的肿瘤,术前要精确定位,术中要仔细寻找,有的病例肿瘤是多发的,不要遗漏。

【组织形态】　根据瘤组织细胞、血管结构和平滑肌组织的不同比例,可分以下三种类型:

1. **固有球瘤(glomus proper)**　是一种常见的血管球瘤,占70%,界限清楚,由毛细血管性小血管和围绕血管生长的成片瘤细胞组成;瘤细胞呈规则圆形,胞质淡染透明状或呈淡嗜伊红色,细胞边界清晰,核圆形,位于细胞中央。肿瘤的间质呈透明样或黏液样。(图5-1-15~图5-1-18)

2. **球血管瘤(glomangioma)**　占20%,界限不清,瘤内血管多为扩张的海绵状血管,血管周围的球细胞簇少而菲薄。(图5-1-19、图5-1-20)

3. **球血管肌瘤(glomangiomyoma)**　所占比例>10%,除规则圆形的球细胞之外,瘤内还含有平滑肌束,球细胞与平滑肌细胞相互之间有过渡现象,血管腔内可有血栓或静脉石形成。(图5-1-21~图5-1-24)

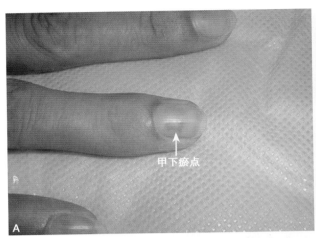
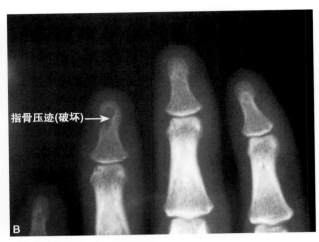

指骨压迹(破坏)

甲下瘀点

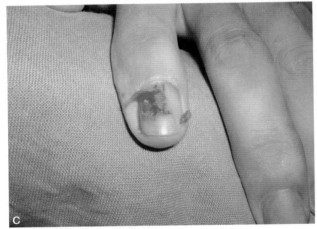

图 5-1-15   固有球瘤病例 1
A. 指甲可见蓝色瘀点;B. X 线片示蓝色瘀点下方骨质有破坏;C. 手术可见肿瘤位于指骨破坏处。

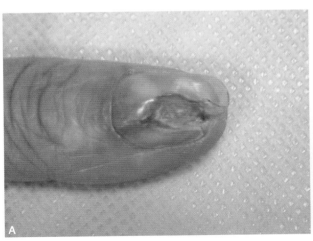
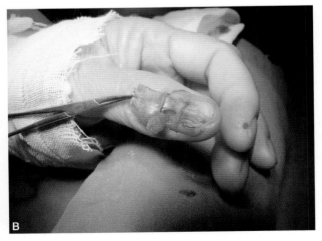

图 5-1-16   固有球瘤病例 2
A. 患者指甲及甲床均已破坏;B. 指甲破坏的甲根部为肿瘤。

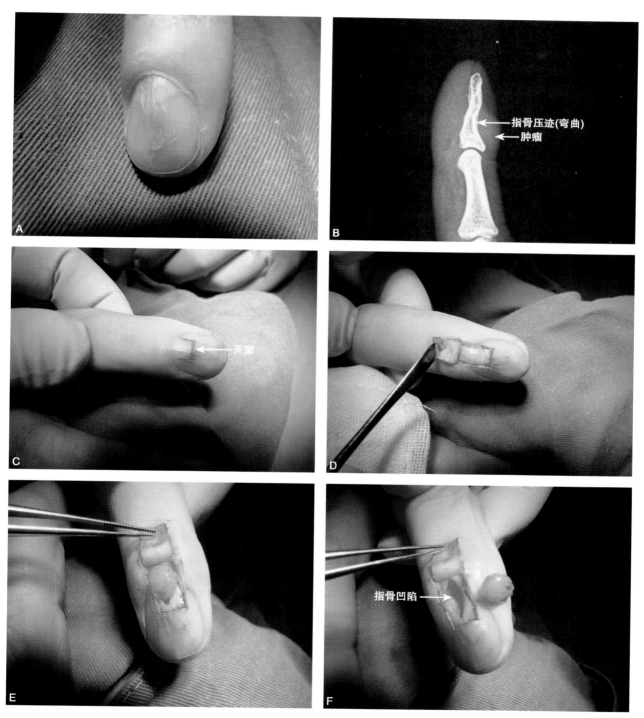

图 5-1-17　固有球瘤病例 3

A. 术前可见指甲明显隆起,肿瘤位于指甲下方;B. X 线片示肿物位于甲下的轮廓,同时可见拇指指骨被肿物压弯曲;
C. 肿瘤位于甲下,肿瘤位置确定后,于指甲处开窗;D. 掀开指甲可见甲床隆起;E. 切开甲床即可见肿瘤;F. 钝性分离,
可将肿瘤完整分离出,并见骨质受压凹陷;

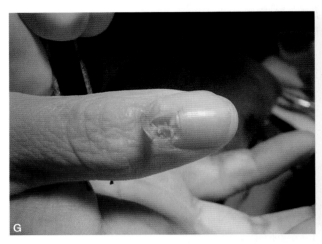
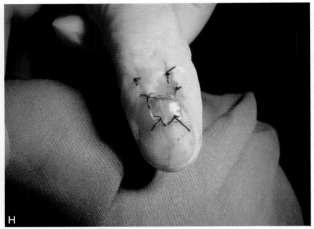

图 5-1-17(续)   固有球瘤病例 3
G. 术后缝合修复甲床;H. 再将开窗指甲原位缝合。

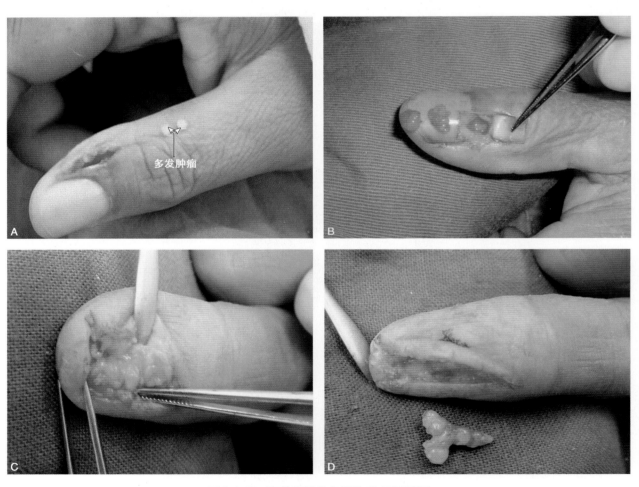

图 5-1-18   有的病例为多发肿瘤,不要遗漏
A、B. 多发肿瘤;C. 多发肿瘤呈串珠样;D. 多发肿瘤有 6 个。

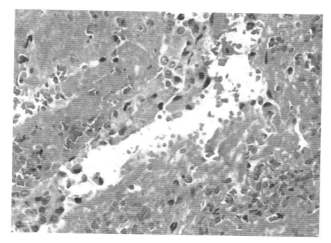

图 5-1-19　瘤内为扩张的海绵状血管,血管周围的球细胞簇少而菲薄

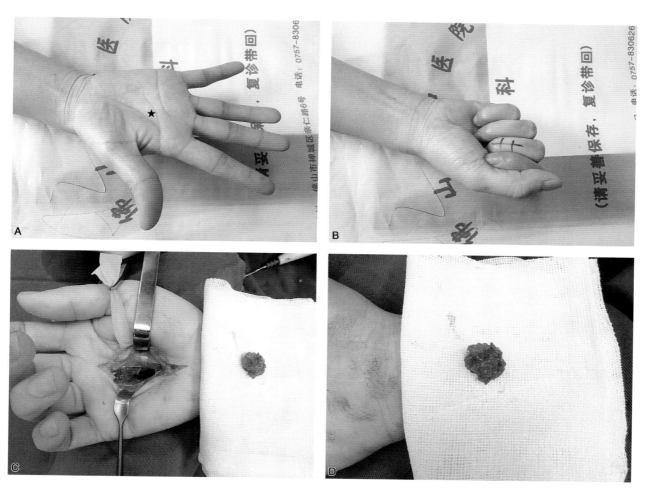

图 5-1-20　右掌心肿物,肿物渐大,触及软、囊性感、界限不清

A. 术前所见,右掌心肿物(★);B. 手指屈伸不受影响;C. 掌心切口见肿物于皮下,与周围组织轻度粘连,易分离。肿物深达手背皮下,完整摘除;D. 肿物形状不规则、多囊状、外有包膜,粉红色、软。

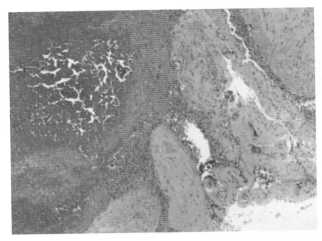

图 5-1-21 病变由卵圆形球细胞及海绵状血管腔隙构成,扩张的血管内血栓形成,部分血栓机化,可形成静脉石

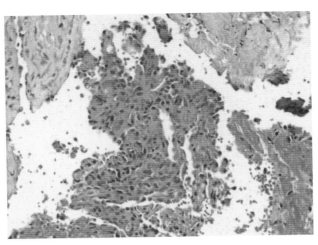

图 5-1-22 可见血管球细胞团及血管壁平滑肌成分,以及血栓形成。病变组织内神经染色 S100 阴性,显示组织内缺乏神经纤维

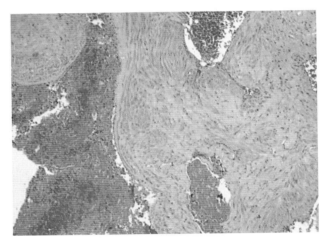

图 5-1-23 血管内血栓形成,局灶血管壁平滑肌明显增厚

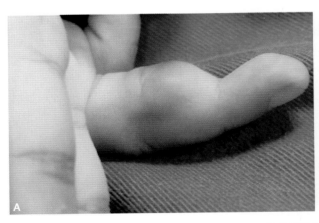

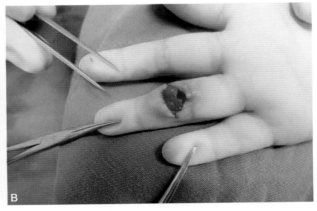

图 5-1-24 右环指肿物 2 年,近几天突然增大

A. 可见患者右手环指肿物呈紫蓝色,软、囊性感。肿物处皮肤极薄。压痛不明显;B. 手术分离肿物时囊壁破溃,血性液体流出;

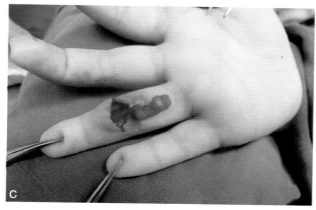

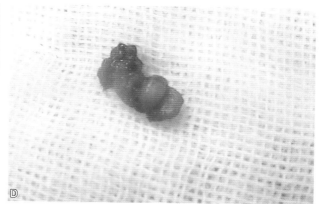

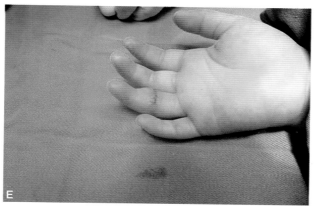

图 5-1-24（续）　右环指肿物 2 年，近几天突然增大
C. 将肿物及囊壁完全摘除；D. 切除肿物可见静脉石；E. 伤口缝合。

（杨克非　田文　付记乐）

第二节　上皮样血管瘤

上皮样血管瘤（epithelioid hemangioma）又称为血管淋巴组织增生伴嗜酸细胞浸润、组织细胞样血管瘤。

【病因】不清。

【临床】它是一种少见的特殊良性血管瘤，常发生于中青年（20~40 岁），半数患者可发展为多灶病变，常在同一区域或同一肢体。外观可见皮下紫蓝色、紫红色肿物，有的可突出皮肤表面，软、压痛不明显。有的患者合并淋巴结肿大、外周血嗜酸细胞增多，但患者一般状况良好，这些征象提示有某种感染存在。

【病理】肿瘤为皮下或真皮内界限清楚的病变，偶见累及深部组织血管或实质器官。病理片可见肿瘤呈小叶状，其中心为中等大小滋养血管，周围由毛细血管包绕，许多血管内壁均衬覆上皮样血管细胞，呈墓碑状突向管腔。（图 5-2-1~图 5-2-3）

【治疗】手术切除为主要治疗方法，但 1/3

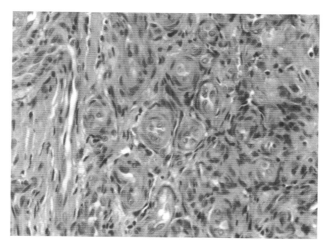

图 5-2-1　血管内皮细胞肿胀，呈上皮样，向管腔内墓碑状突出（低倍镜）

的病例有复发。80%的病例对浅表放疗有效。冷冻疗法和肿瘤内注射类固醇疗法反应不佳。

具体病例见图5-2-4。

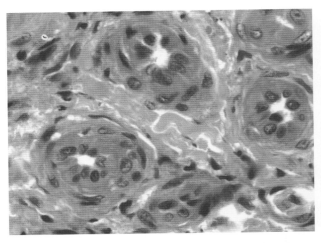

图5-2-2　血管内皮细胞肿胀,呈上皮样,向管腔内墓碑状突出(高倍镜)

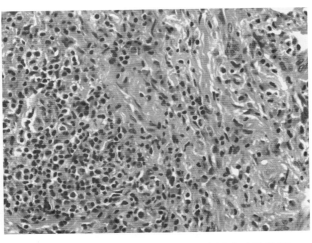

图5-2-3　病变组织内较多淋巴细胞及嗜酸性粒细胞浸润

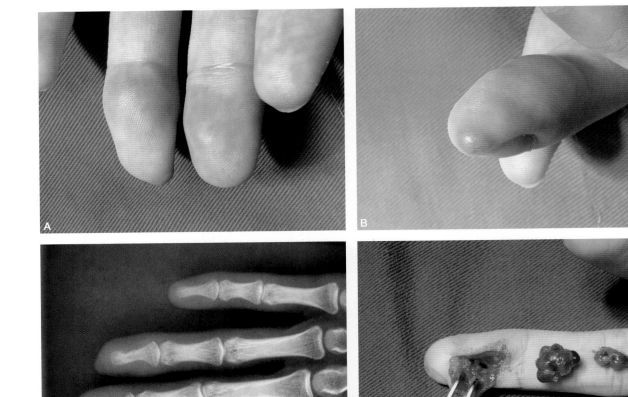

图5-2-4　上皮样血管瘤病例

A.左中、环指指腹皮下肿物,皮肤呈紫蓝色和紫红色;B.环指指端肿物,突出皮肌表面;C.X线片示环指末节尺侧骨质出现骨膜反应;D.左环指指腹切口,摘除指腹深处肿瘤。术中见掌侧肿瘤与甲下肿瘤相连;

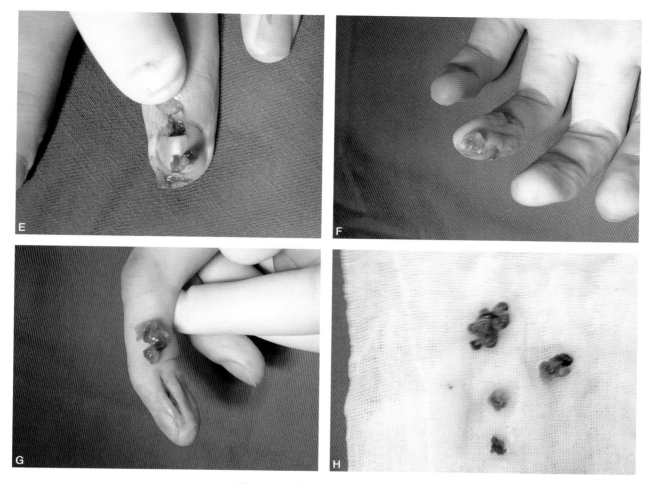

图 5-2-4（续） 上皮样血管瘤病例

E. 环指背指甲开窗，切除甲下肿瘤；F. 切除环指端突出表皮肿瘤；G. 中指尺侧切口，将肿瘤摘除；H. 摘除中环指多处肿瘤病灶。

（杨克非）

第三节　海绵状血管瘤

【病因】海绵状血管瘤（cavernous hemangioma）大多数属于先天性。

【临床】可发生在肢体任何部位，大小不一，表面为蓝紫色，可压缩，有痛感或功能障碍，X 线和 MRI 可诊断，X 线片有时可见到静脉石点状钙化影，也可见肿瘤机化变硬。肿瘤在皮下生长，也可侵犯皮内。

【病理】肿瘤由多量薄壁血管、充满血液的囊或是腔隙构成，血管腔大小不一，不规则，相互吻合，形成大量扩张的血管窦结构。肿瘤机化可见血栓，肿瘤钙化可见静脉石，也可见骨化。有的病例合并炎症。（图 5-3-1）

【治疗】非手术治疗包括：放射，激光，冷冻注硬化剂；手术治疗即切除肿瘤。（图 5-3-2～图 5-3-8）

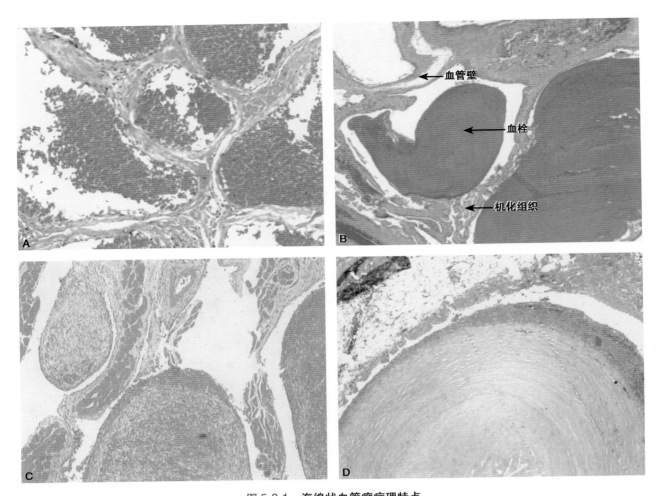

图 5-3-1　海绵状血管瘤病理特点

A.海绵状血管瘤病变由大量充满血液的扩张血管腔隙组成;B.血管内血栓;C.血管内血栓及机化结节;D.静脉石形成,典型的图像显示,从外周至内分为 3 层结构:血栓层、机化层及钙化层。

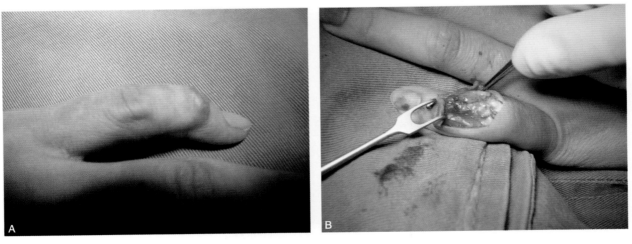

图 5-3-2　海绵状血管瘤病例 1

A.术前可见患者小指肿物,呈蓝紫色;B.手术显露、切除血管瘤。

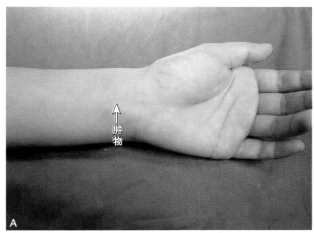
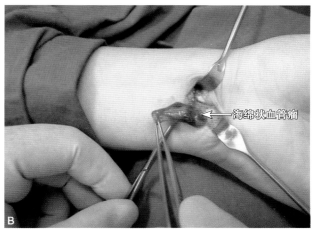

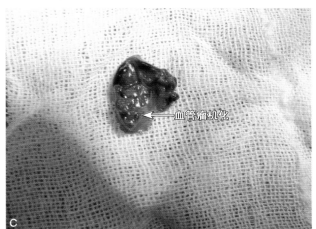

图 5-3-3　海绵状血管瘤病例 2

A. 术前可见患者左腕部肿物；B. 手术切除海绵状血管瘤，较硬；C. 血管瘤机化。

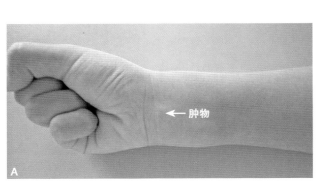
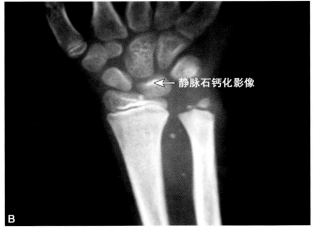

图 5-3-4　海绵状血管瘤病例 3

A. 术前可见患者右腕部肿物；B. X 线片可见到静脉石点状钙化影像；

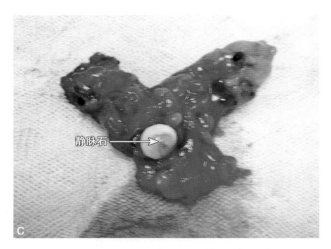

图 5-3-4（续）　海绵状血管瘤病例 3
C.在血管瘤中可看到静脉石。

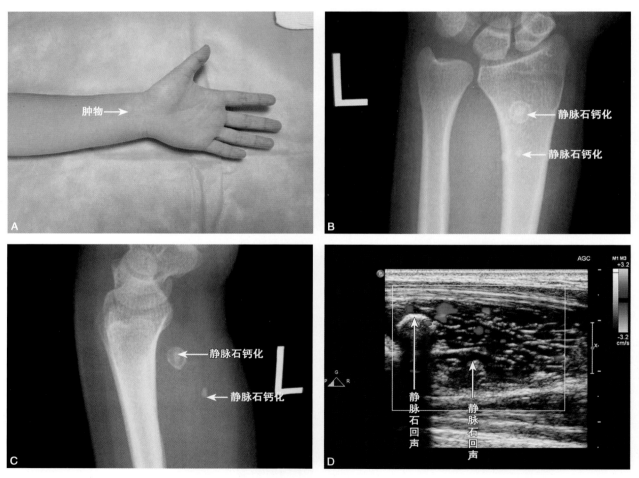

图 5-3-5　海绵状血管瘤病例 4
A.术前可见患者前臂屈侧肿物；B、C.X 线片可见到静脉石钙化影像；D.彩色超声波检查，可看到彩流信号——旋前方肌明显增大呈肿物状、肿物呈蜂窝状改变、静脉石回声团等；

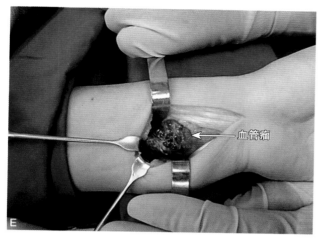
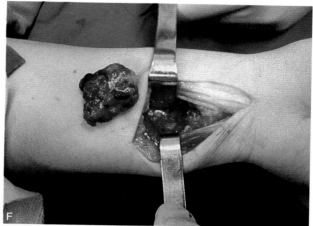

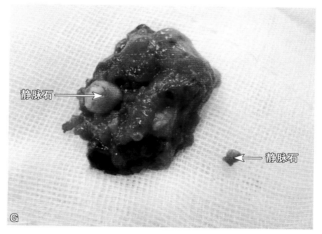

图 5-3-5(续)　海绵状血管瘤病例 4
E. 血管瘤将旋前方肌膨起；F. 肿瘤摘除；G. 在血管瘤中可看到静脉石。

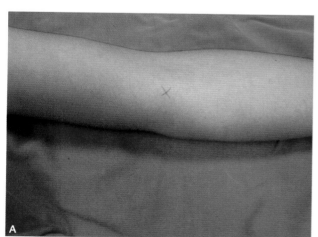
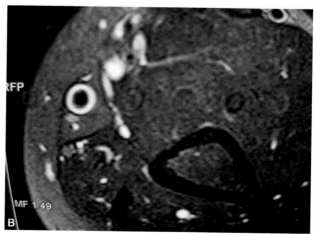

图 5-3-6　海绵状血管瘤病例 5
A. 术前可见患者肘部皮下深层肿物；B. CT 可见多个静脉石钙化影像；

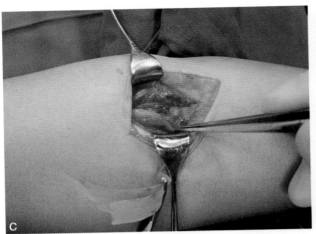

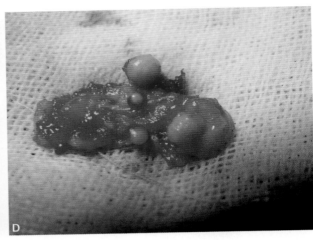

图 5-3-6(续)   海绵状血管瘤病例 5
C.手术显露血管瘤并切除;D.血管瘤中可看到多个静脉石。

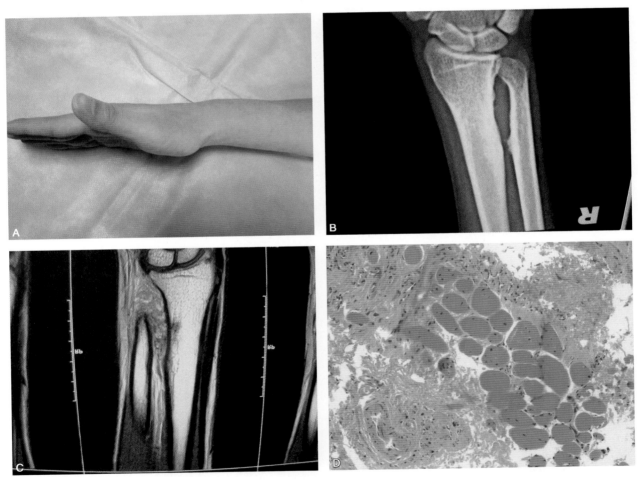

图 5-3-7   海绵状血管瘤病例 6
A.患者右前臂下端掌背侧肿痛 10 多年,肿物渐大、症状渐重;B.X 线片示右尺桡骨下段相对缘骨皮质增厚、硬化,可见
浅弧形压迹;C.MRI 示右尺桡骨下段占位病变;手术后病理片可见:D.海绵状血管瘤,周边横纹肌组织;

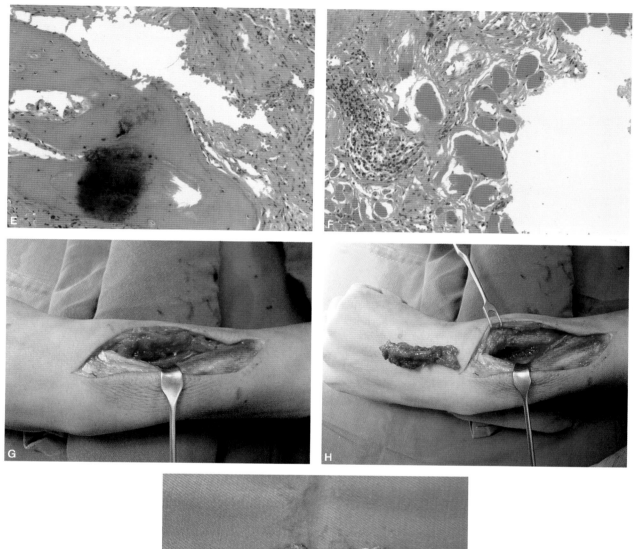

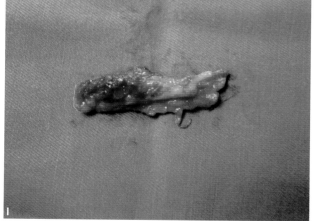

图 5-3-7(续) 海绵状血管瘤病例 6

E. 静脉石骨化;F. 海绵状血管瘤,周边炎症细胞聚集;G. 手术切开见尺桡骨间肌肉及软组织呈瘢痕样、机化;H. 切除病变组织;I. 病变组织呈深紫黄色、有陈旧性出血,组织硬。

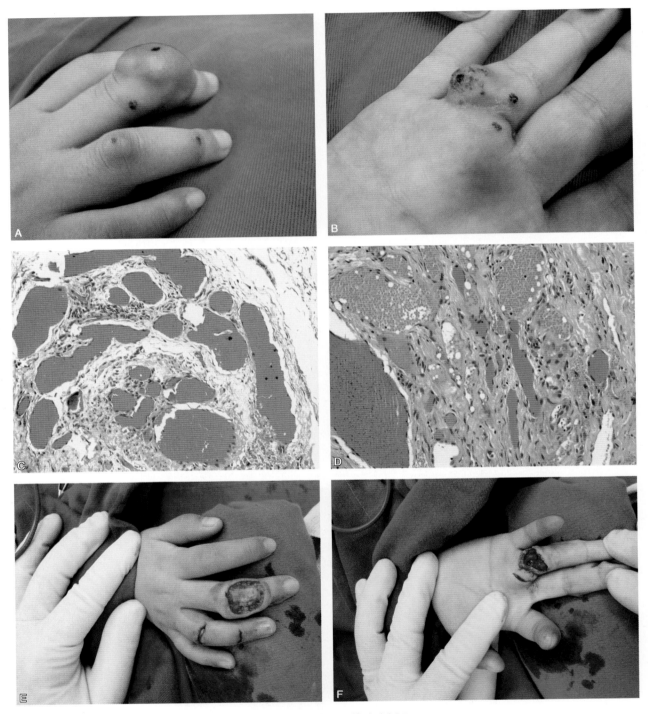

图 5-3-8　海绵状血管瘤病例 7

A. 出生后右中指背即见小肿物,随年龄增长肿物渐大、隆起、突出表面。同时中、环指又出现多个肿物;B. 环指近节掌侧出现多个肿物;C. 病变由多个扩张的血管构成,血管腔内充满红细胞;D. 病变由多个扩张的血管构成,血管腔内充满红细胞;E. 切除中指背肿物,创面行游离植皮敷盖。切除环指背肿物,创口直接缝合;F. 切除环指掌侧肿物,创口直接缝合;

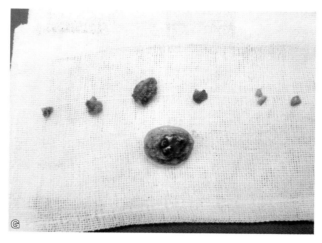

图 5-3-8(续)　海绵状血管瘤病例 7

G.切除多个肿瘤,大肿瘤剖面可见丰富血管存在。

（杨克非）

第四节　毛细血管瘤及血管角皮瘤

一、毛细血管瘤

【病因】 毛细血管瘤(capillary hemangioma)多为先天性。

【临床】 肿瘤生长在皮内,局限性血管扩张,点状,鲜红色或像草莓色,压之不退色,一般在出生时即可发现,有的病例可自行消退,有时随年龄增长瘤体增大。

【病理】 肿瘤由密集的分化成熟的毛细血管组成,管壁菲薄,有一层内皮细胞,外层缺少肌纤维或弹力纤维。(图 5-4-1)

【治疗】 可手术切除。治疗不当可形成肉芽肿,合并感染,可有结节脓性分泌物。(图 5-4-2)

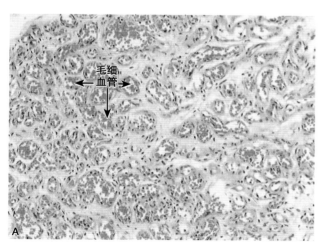
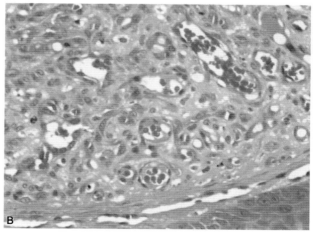

图 5-4-1　毛细血管瘤病理特点

A.肿瘤由密集的分化成熟的毛细血管组成;B.管壁菲薄,有一层内皮细胞,外层缺少肌纤维或弹力纤维。

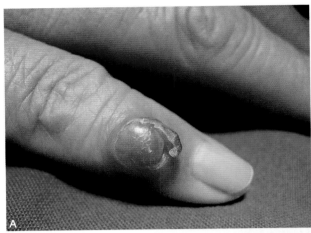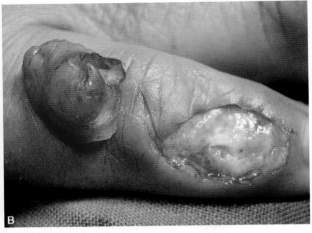

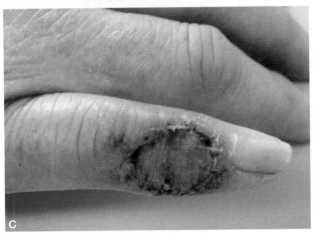

图 5-4-2　**毛细血管瘤病例**
A. 术前病变处外观；B. 肿瘤切除；C. 创面游离植皮。

（杨克非　李淳）

二、血管角皮瘤

　　血管角皮瘤（angiokeratoma）是一种多发性的真皮浅层毛细血管扩张瘤，表现为很多小如针头、大如黄豆的暗红色疹，被覆表皮有棘细胞增生或疣状增生，随着年龄增长肿物可长大。临床上有四种类型：

　　1. 发生于手指背面、足趾和膝部皮肤者称为米贝利血管角化瘤（angiokeratoma of Mibelli）。

　　2. 发生于躯干，丘疹较多较小，角化较轻者，称为弥漫性血管角化瘤（angiokeratoma corporis Dissusum in association with Fabry's disease）。

　　3. 发生于阴囊者称为福代斯血管角皮瘤（angiokeratoma of Fordyce）。

　　4. 孤立性血管角皮瘤。

　　四种类型的血管角皮瘤镜下相似：在真皮下的乳头层内，可见扩张的薄壁血管（图 5-4-3）。具体病例见图 5-4-4。

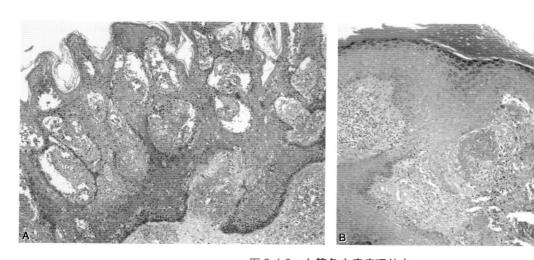

图 5-4-3 血管角皮瘤病理特点

A. 被覆表皮棘层增生或呈疣状增生,真皮乳头层内大量薄壁血管扩张充血;B. 真皮乳头层内薄壁血管扩张充血。部分管腔内可见血栓形成。

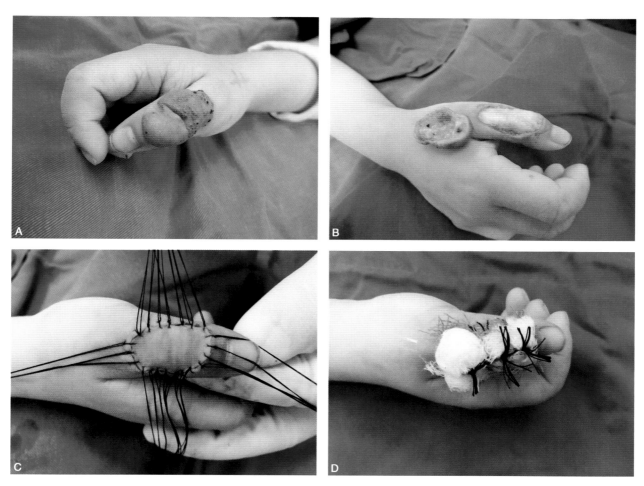

图 5-4-4 血管角皮瘤病例

A. 患者出生后右拇背部即有肿物,渐大;B. 5 岁时行手术切除;C. 创面行游离植皮;D. 植皮加压包扎;

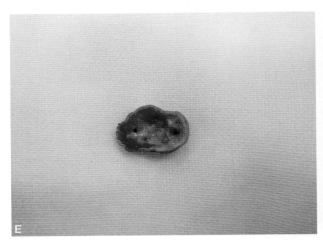
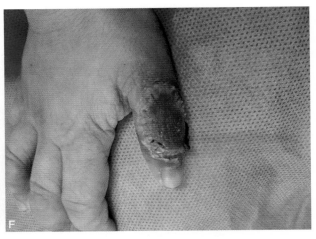

图 5-4-4(续) 血管角皮瘤病例
E. 切除肿物剖面;F. 植皮术后。

（杨克非）

第五节 肌肉内毛细血管瘤

【病因】 肌肉内毛细血管瘤(intramuscular hemangioma)病因不清,个别人有外伤史,但它并非病因,但可加重肿瘤对机体的影响。

【临床】 肿瘤发生于骨骼肌,是深部组织血管瘤的常见类型,主要见于年轻人,发病缓慢,从发病起长期发展直到年轻阶段才出现症状。它仅显示局部组织肿胀,看不到皮肤变色、血管搏动或杂音,很难显示血管瘤的特点,临床诊断困难。

【病理】 血管类型有:毛细血管型、海绵状血管型、混合型。毛细血管型,可见大量毛细血管组成,在肌肉间生长,偶见富于细胞的实性区域,本例即在肌束间生长,血管内皮细胞增生为主,血管腔减少(图 5-5-1)。海绵状血管型由大管腔组成。肿瘤内常有脂肪存在。

【治疗】 以完全切除肿瘤为佳,或在术前栓塞肿瘤血管,以利于手术治疗。复发率为 18%,不转移。(图 5-5-2)

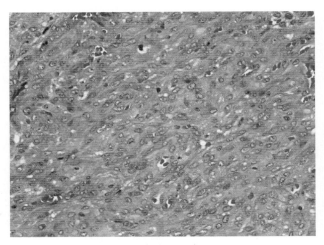

图 5-5-1 富于细胞的毛细血管瘤,在肌束间生长,
肿瘤以血管内皮细胞增生为主,血管腔减少

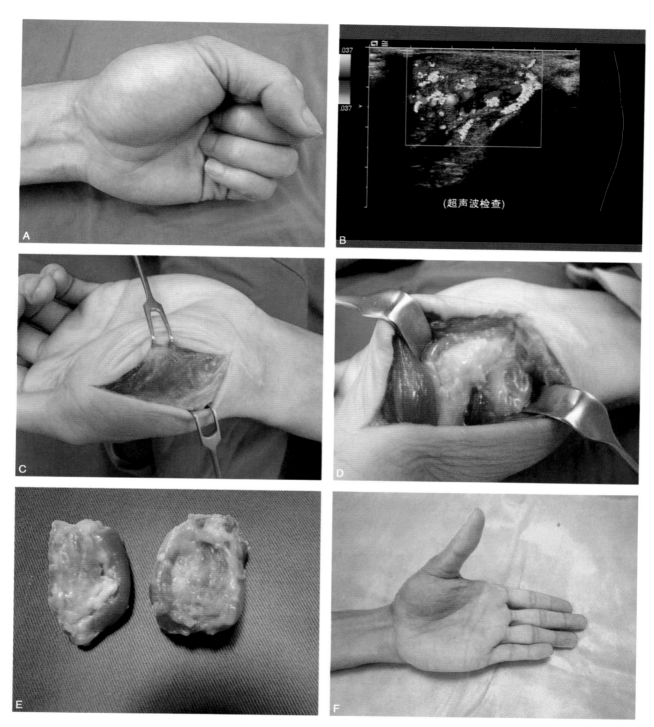

图 5-5-2　肌肉内毛细血管瘤病例

A.患者大鱼际肌肿胀多年,渐大;B.超声波检查见大鱼际肌蜂窝状低回声区团块,血供散在较丰富;C.大鱼际手术,切开见浅层拇展短肌正常存在;D.深层肌肉如拇指对掌肌、部分拇短屈肌受肿瘤侵犯;E.将肿瘤及受侵肌肉完全切除;术后2周,拇指可外展(F)、

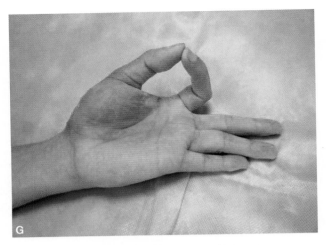

图 5-5-2(续)   肌肉内毛细血管瘤病例
拇指可对掌(G)。

（杨克非）

第六章

骨 肿 瘤

第一节 外 生 骨 疣

外生骨疣(parosteal osteoma)为类肿瘤。

【病因】 发病与外伤有关。

【临床】 手部少见,多在掌、指骨,多为单发,生长缓慢,若生在甲下可将指甲顶起变形,引起疼痛。有时疣体较高,肢体活动时与周围覆盖的组织摩擦产生滑液囊而疼痛。

【病理】 切片可见骨组织及纤维组织,疣体由皮质骨及松质骨构成,顶部附着致密纤维组织。(图6-1-1)

【治疗】 若无任何功能障碍、症状不明显可暂观察。如有局部疼痛或功能障碍时,手术切除可治愈。(图6-1-2~图6-1-4)

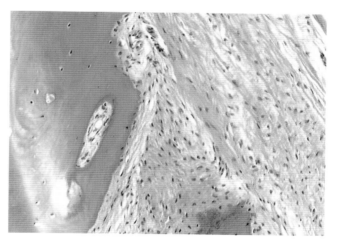

图 6-1-1 病变表面为纤维组织(右侧),下为骨组织(左侧)

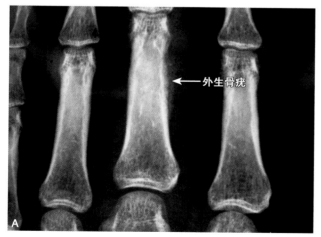
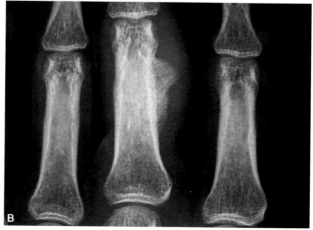

←外生骨疣

图 6-1-2 外生骨疣病例 1

A.局部外伤后,出现外生骨疣增生;B.外伤后5个月病情发展,骨疣增生更明显;

129

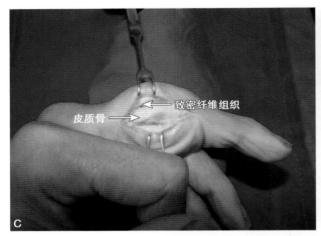

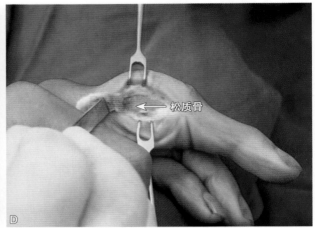

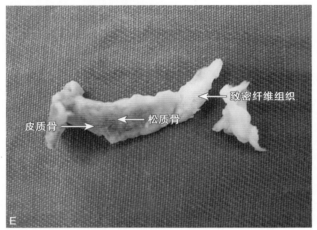

图 6-1-2(续) 外生骨疣病例 1

C. 手术显露肿物,可见致密纤维组织及皮质骨;D. 肿物凿除,其基底深部为松质骨;E. 骨疣由皮质骨及松质骨构成,顶部附着致密纤维组织。

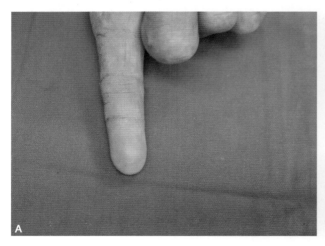

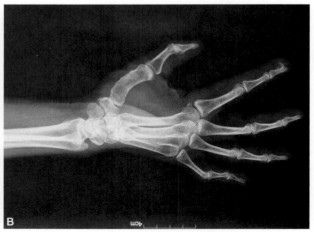

图 6-1-3 外生骨疣病例 2

A. 右手示指被石头砸伤 10 年,近 4 年症状加重,末节肿痛,触及皮下明显骨性突起、疼痛;B.X 线片示末节指骨掌侧明显外生骨疣增生;

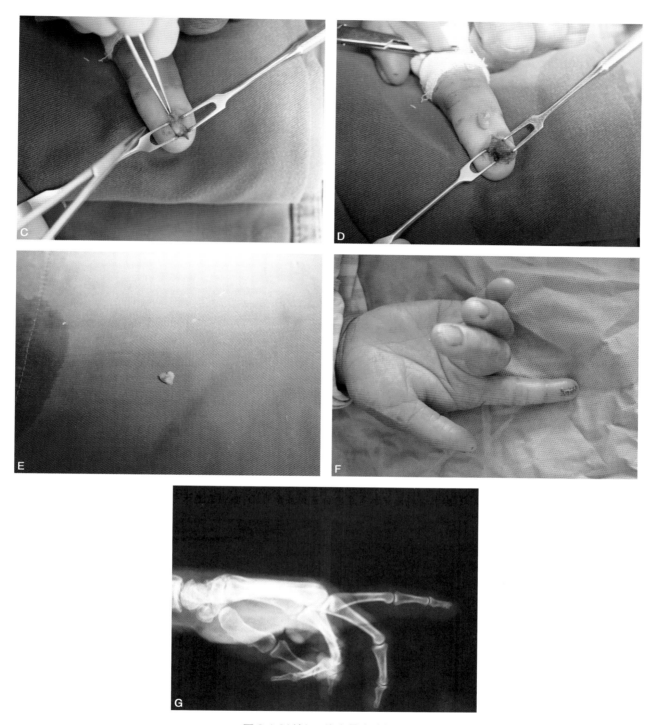

图 6-1-3(续)　外生骨疣病例 2

C.手术显露指腹下肿物；D.由指骨上肿物根部将肿物完整凿除；E.肿物外包裹致密纤维组织，其内为骨性组织；F.术后创口缝合；G.术后 X 线片示骨疣完全凿除。

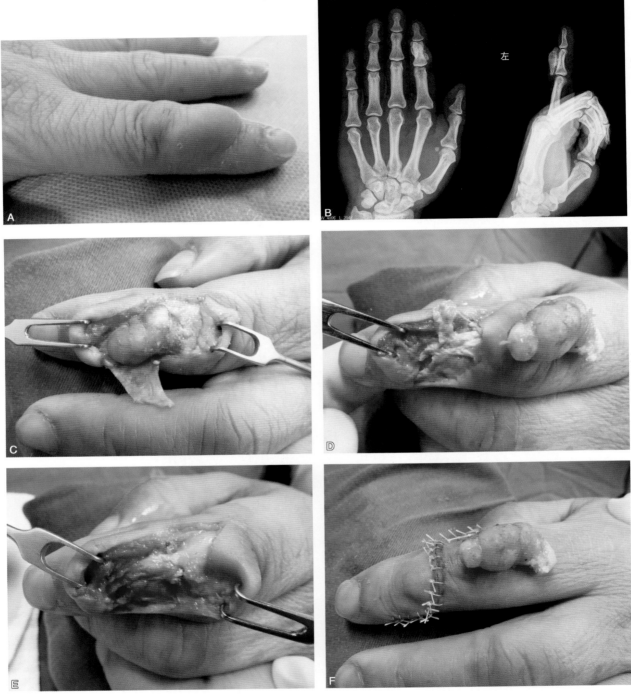

图 6-1-4 外生骨疣病例 3

A. 左手示指中节背侧皮下肿物 8 年,渐大,病因不清;B. X 线片可见示指中节背侧骨性肿物,肿物部分与指骨相连,指骨未见破坏;C. 手术见肿物位于肌腱上方,有骨膜包裹,剥离骨膜暴露肿物;D. 完整凿除肿物,并见伸指肌腱受骨质挤压变形,部分肌腱断裂;E. 修整指骨表面骨质,以骨膜覆盖,并修复伸指肌腱;F. 缝合创口;

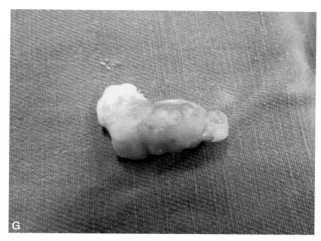

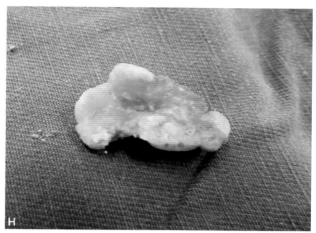

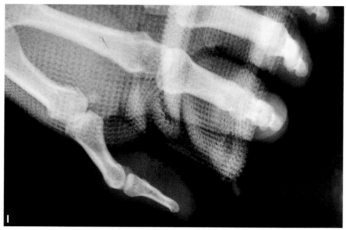

图 6-1-4（续） 外生骨疣病例 3
G. 完整摘除肿物；H. 肿物剖面；I. 术后 X 线片。

（杨克非）

第二节 骨 囊 肿

骨囊肿（bone cyst）属于类肿瘤。

【病因】 不清，可能与创伤血肿、感染、钙代谢异常有关。

【临床】 多发生在青年，男女发病率比为3:1，近节指骨多见，病变进展缓慢，囊肿大时手指可见梭形膨大，轻度胀痛及压痛，可发生病理骨折，X 线片可见肿物起自干骺端，可向骨干发展，囊壁皮质膨大变薄、边缘锐利、中空。

【术中所见】 囊椭圆形，囊壁有一层纤维薄膜，囊内为浆液性或浆液-血性液体，囊壁骨质薄。

【病理】 囊壁由骨组织及纤维组织构成，可见多核巨细胞、反应性新骨形成及钙盐沉着。（图6-2-1）

【治疗】 囊肿生长较快者，可行手术刮除其

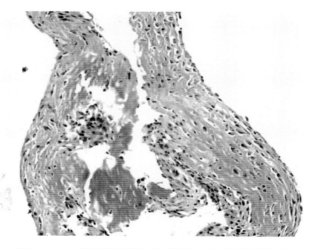

图 6-2-1 由纤维性囊壁构成，囊壁内见成熟的骨组织

内容物及囊壁里层,植入松质骨及皮质骨,生长较慢囊壁较厚者可定期摄片观察,不急于手术,发生病理骨折者可按骨折处理,骨折愈合后再行手术。有的病在骨折愈合过程中囊肿可渐消失。(图6-2-2)

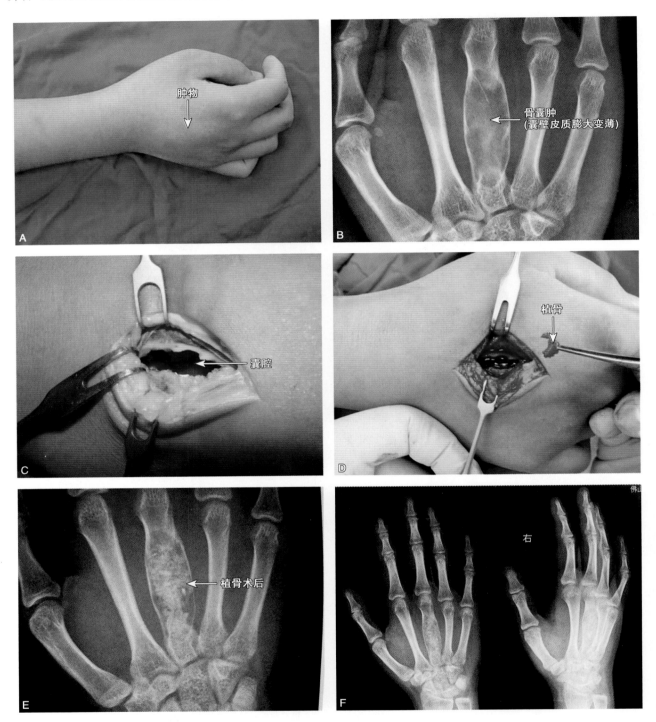

图6-2-2　骨囊肿病例

A.掌骨肿物隆起;B.X线片示掌骨骨囊肿,囊壁皮质膨大变薄、边缘锐利、中空;C.囊肿开窗,病灶清除;D.植入松质骨;E.植骨术后;F.植骨术后4个月;

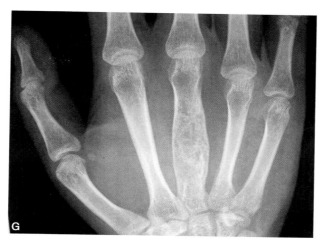

图 6-2-2（续） 骨囊肿病例
G. 术后半年植骨愈合。

（杨克非）

第三节 骨内腱鞘囊肿

骨内腱鞘囊肿（ganglion cyst of bone）为类肿瘤。

【病因】 形成机制不明，可能因：①外伤；②软组织侵入；③髓内化生；④滑液漏出。

【临床】 它是一种局限在邻近关节的骨内良性囊性变，局部疼痛、肿胀、压痛、关节活动受限，病程一般较长，X 线片可见在近关节软骨下骨内有大小不一、境界清楚的圆形透亮区，有完整的硬化边，不破坏邻近关节软骨下骨板，无钙化。

【病理】 发生于骨内的纤维囊性病变，病理与软组织的腱鞘囊肿相同，囊壁为很厚的纤维组织，囊内为黏液胶冻状物质，囊内壁无上皮细胞，囊肿周围有反应性骨质增生。（图 6-3-1）

【治疗】 手术刮除植骨。典型病例见图 6-3-2、图 6-3-3。

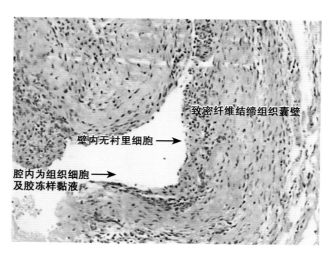

图 6-3-1 致密纤维结缔组织囊壁、壁内无衬里无细胞（腔内为组织细胞及胶冻样黏液）

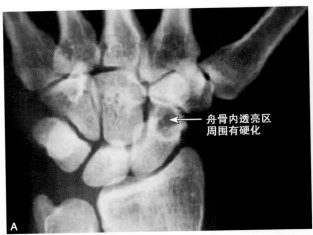
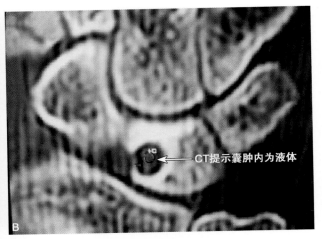

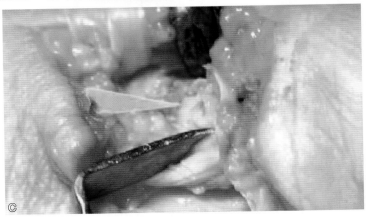

图 6-3-2　骨内腱鞘囊肿病例 1

A. X 线片示舟骨内囊性变,其周围骨硬化;B. CT 示月骨内腱鞘囊肿-提示囊内肿内为液体;C. 手术显露囊肿:如果囊肿靠近骨皮质,凿开皮质后可见到囊肿的包膜。

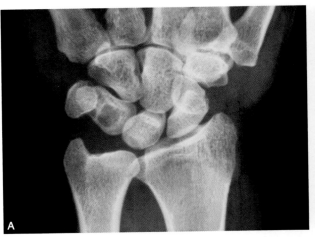
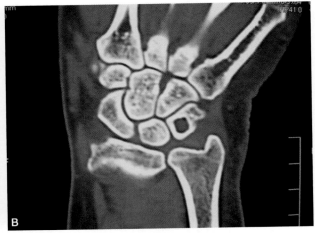

图 6-3-3　骨内腱鞘囊肿病例 2

A. 左腕关节尺侧疼痛 2 年。左腕关节正位 X 线片示三角骨内类圆形骨密度减低区域,周边清晰、较规则,有硬化缘,没有骨性膨胀;B. CT 示三角骨内囊性破坏,边缘光滑、规则,有硬化带;

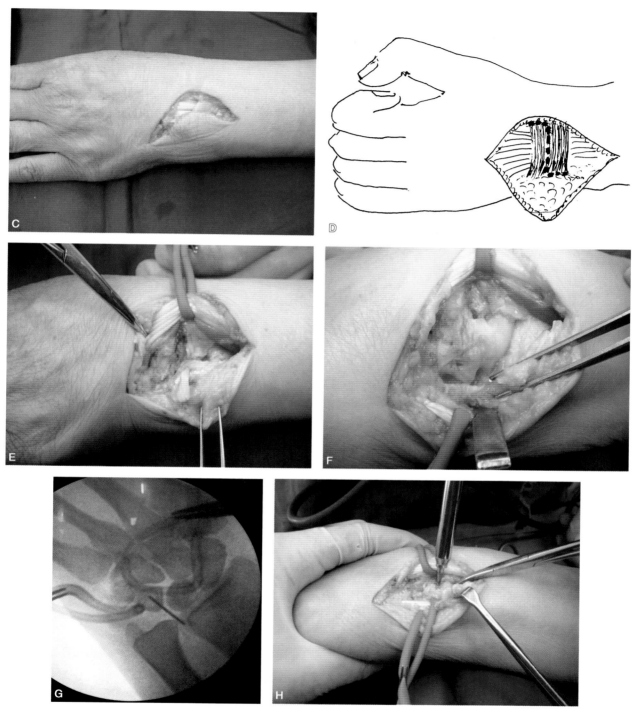

图 6-3-3(续) 骨内腱鞘囊肿病例 2

C. 手术在腕背切开皮肤,显露指腕背伸肌腱支持带;D. 腕背伸肌腱支持带行 Z 字形切开示意图;E. 以细橡胶管将第四伸肌腱间隔内的指伸肌腱向桡侧牵拉,完整显露腕关节尺背侧关节囊,并用锐性手术刀做横行切开;F. 仍然用锐性手术刀分离关节囊,显露腕骨,此时需大致判断出三角骨的位置;G. 以细注射针头从三角骨背面穿入,进入骨组织中,然后在 C 形臂 X 线机下透视,确认三角骨的位置判断正确,同时确认骨内腱鞘囊肿的位置;H. 确认好骨内腱鞘囊肿的位置后,先以较小型号的微型磨头在三角骨背侧磨开骨窗,并进一步进入骨组织中,直到有落空感,此时即表明已到达囊肿的实际位置;

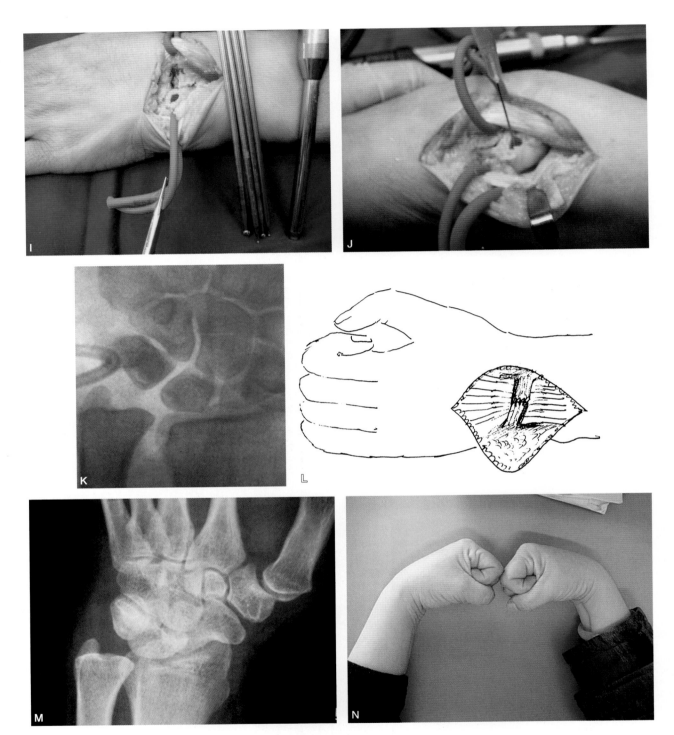

图 6-3-3（续）　骨内腱鞘囊肿病例 2

I. 换用较大型号的磨头进入骨腔，将骨腔扩大，清理囊肿的纤维囊壁组织，将取出的囊壁组织保留，送病理检查；J. 用磨头反复旋磨，直到将囊壁周围的硬化骨组织去除完全，此过程中不断用生理盐水滴注冲洗骨腔，以免磨钻不断旋转产生的高温灼伤骨组织。如不能确认硬化骨组织是否去除干净，可用稍粗的针头在骨腔内不断穿刺，针头刺及松质骨和硬化骨时感觉明显不同；K. 以无菌生理盐水彻底清洗伤口，将骨腔内的碎骨屑清洗干净，残留骨腔用自体松质骨或人工骨充填。在 C 形臂机下透视，确认骨腔内骨充填良好；L. 放松止血带，止血彻底，以 4-0 可吸收缝线缝合修复腕背侧关节囊示意图。延长缝合腕背指伸肌腱支持带，即将支持带瓣各自的纵行断端缝合在一起（如按支持带原切口直接缝合，会引起肌腱间隔狭窄，并加重肌腱粘连）；M. 手术后半年患者拍摄 X 线片示三角骨内成骨良好；N. 患者腕关节屈伸活动情况：屈伸活动较正常侧稍差；

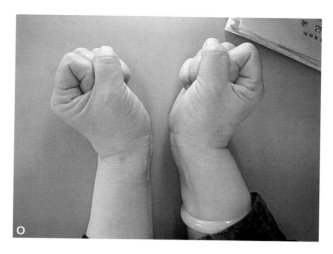

图 6-3-3(续) 骨内腱鞘囊肿病例 2

O. 腕关节背伸活动。

（田文 杨克非）

第四节 动脉瘤样骨囊肿

动脉瘤样骨囊肿（aneurysmal bone cyst）属于类肿瘤。

【病因】 动脉瘤样骨囊肿是一种良性非肿瘤性骨病，发病机制尚不清楚，有人认为它是因骨局部存在静脉血栓，局部动静脉持久性血流动力障碍，引起静脉压极度持续增高，血管扩张，受累骨被破坏吸收并形成囊肿。

【临床】 可发生于任何年龄，但很少见于 5 岁以前的儿童。疼痛膨胀，功能受限，可抽出血性液体，病症发展迅速，部分患者会发生病理性骨折。

X 线片见溶骨性破坏，向外膨出，内有蜂窝状分隔（图 6-4-1）。它有三种受累形式：①偏心位，最常见；②中央位，少数；③骨旁位，最少见。

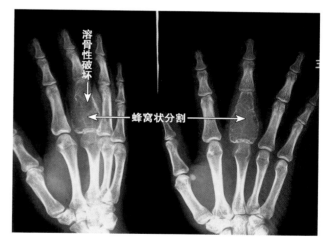

图 6-4-1 动脉瘤样骨囊肿 X 线片：溶骨性破坏、蜂窝状分隔

【病理】 囊肿内可见多数充满似血液的大小不等的囊腔，呈暗红色或棕色，以纤维组织为间隔。囊壁组织分两型：①肉芽肿型：囊壁厚薄不等，主要由丰富的多核巨细胞及间质细胞所构成。②纤维型：主要为成熟的纤维组织，亦可见不等量纤维性骨化，囊壁的血管改变，可见中小静脉明显扩张充血，血管壁呈不同程度的增厚。动脉瘤样骨囊肿的病理改变，主要为大小不等的血性囊腔，囊壁不是正常的血管壁而由反应性间质细胞及多核巨细胞构成，可见到纤维组织层内有反应性骨质。（图 6-4-2）

【治疗】 它是一种良性有潜在复发危险的病变，虽受累骨破坏明显，但预后较好。治疗以手术为主，病灶彻底清除：将囊肿清除干净，保留的掌指骨创面用梅花钻头打磨，清除骨面上的残留病灶，用无水酒精浸泡，清洗创面，进行植骨。复发率较高，达 20%~50%。复发一般在 2 年内，多数在半年以内，若有复发可再次进行手术。不易手术者可行放射治疗。它发生恶性变的概率极低，有人报告术后继发肉瘤病变，其中多数有放疗史。（图 6-4-3）

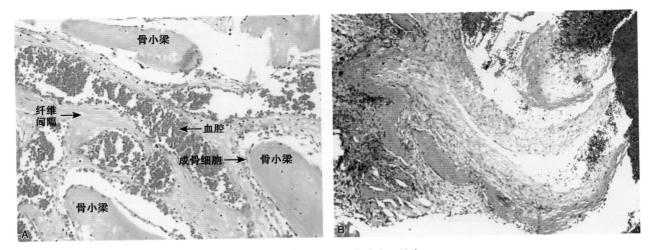

图 6-4-2   动脉瘤样骨囊肿病理特点
A. 动脉瘤样骨囊肿病理片：血腔、纤维间隔、成骨细胞、骨小梁；B. 囊壁由纤维组织构成，可见骨组织，囊壁不规则，局部可见出血性腔隙及飘带样囊壁组织。

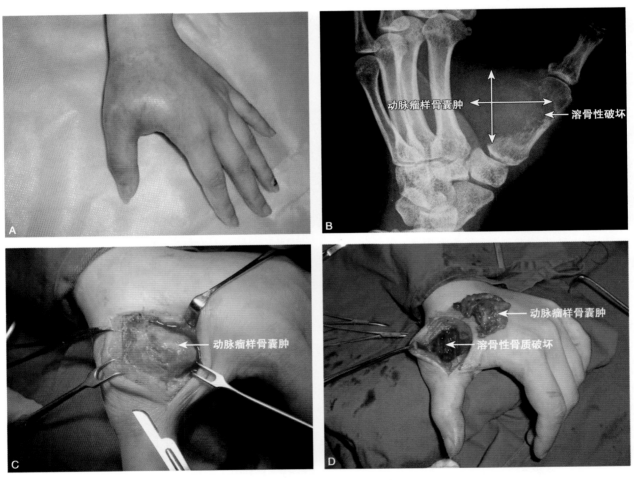

图 6-4-3   动脉瘤样骨囊肿病例
A. 拇指蹼处肿物；B. X 线片显示第一掌骨已被肿物侵蚀破坏。囊肿范围较大；C. 手术暴露肿物为囊性，囊内为血性液体；D. 切除囊肿；

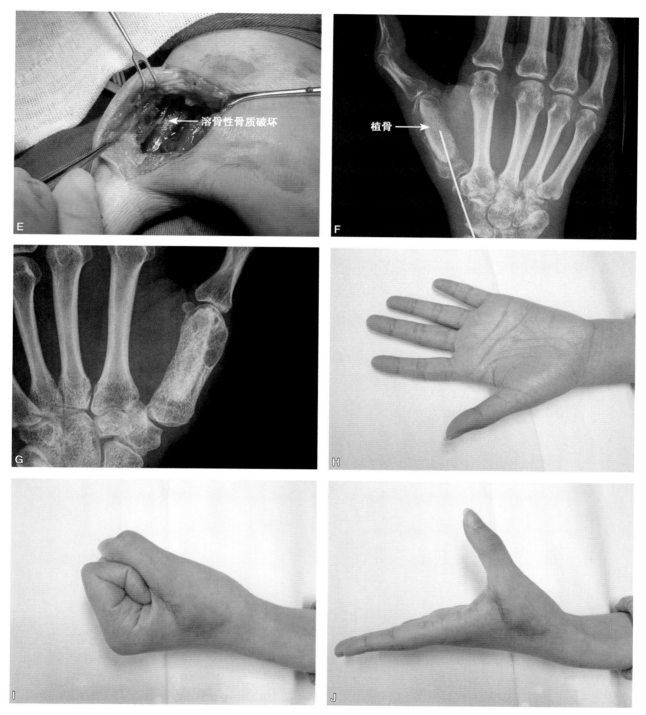

图 6-4-3(续) 动脉瘤样骨囊肿病例
E.掌骨溶骨性破坏,清理残留掌骨断面;F.植骨内固定;G.术后 2 个月植骨愈合;H~K.功能恢复;

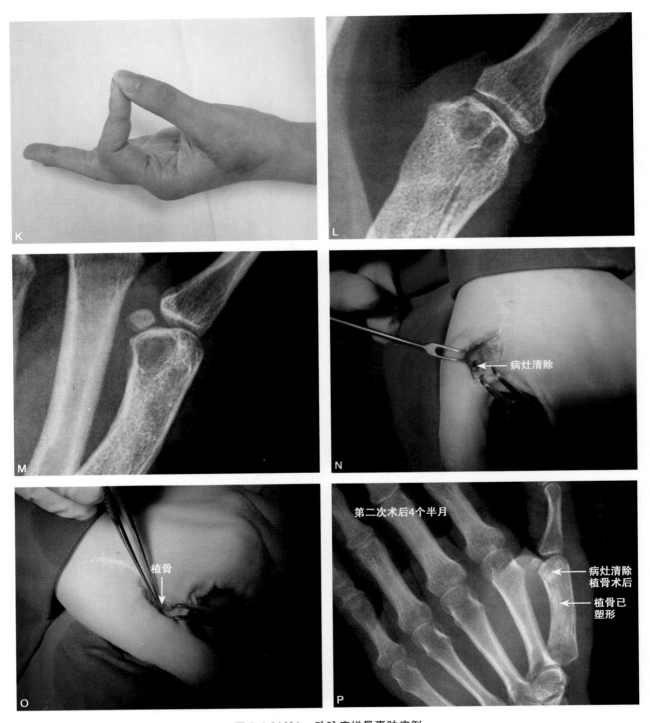

图 6-4-3(续)　动脉瘤样骨囊肿病例

L. 术后 1.5 年囊肿复发;M. 囊肿复发;N. 再次手术,囊肿刮除,清理创面;O. 植骨;P. 第二次术后 4 个半月,植骨愈合,原大块植骨已塑形;

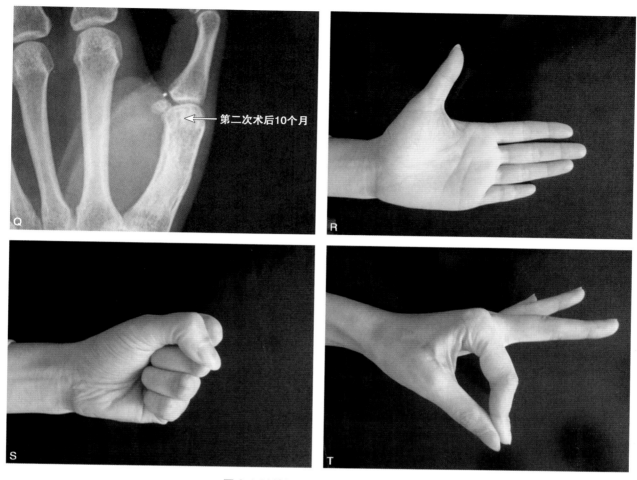

图 6-4-3(续) 动脉瘤样骨囊肿病例
Q. 第二次术后 10 个月;R~T. 功能恢复。

（杨克非）

第五节 内生软骨瘤

【病因】 内生软骨瘤(enchondroma)可能为先天性,由软骨细胞错构而成,多发生在手上。

【临床】 是手外科最常见的骨组织良性肿瘤,多发生在青年,指骨特别是近节指骨多见。可为单发或多发。指骨呈梭形膨大,无痛或轻痛。病理性骨折多见。较大肿瘤骨皮质可呈梭形膨大。肿瘤有时可破出骨皮质进入软组织中。X 线片显示指骨中央有密度减低区,呈毛玻璃状上有散在砂粒样钙化点(图 6-5-1、图 6-5-2)。手部内生软骨瘤恶性变较少见。发生时可见肿瘤突然增大,疼痛加剧。肿瘤恶变时,可见骨皮质破坏及骨膜反应。

【病理】 肿瘤内容物为成熟的透明软骨细胞构成,细胞稀少,而透明软骨基质丰富,其中常有散在钙化点。（图 6-5-3）

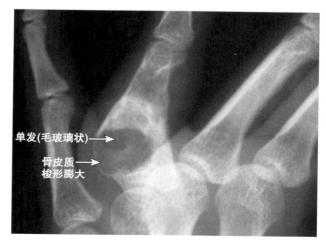

单发(毛玻璃状)→

骨皮质→
梭形膨大

图 6-5-1 单发内生软骨瘤

【治疗】可手术治疗,彻底刮除软骨组织,骨腔内植骨。儿童患者可单纯刮除肿瘤,不植骨。病理骨折者先按骨折治疗,骨折愈合后再做刮除植骨。若肿瘤发展缓慢,可在密切观察下延缓手术治疗。恶性变为软骨肉瘤,恶变罕见,需行截指(肢)或关节离断。(图6-5-4~图6-5-7)

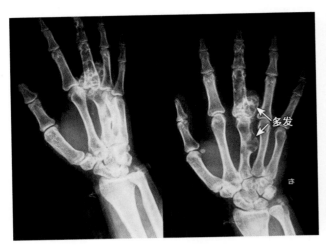

图6-5-2 多发内生软骨瘤

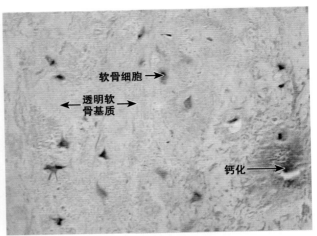

图6-5-3 肿瘤内容物为成熟的透明软骨细胞构成,细胞稀少而透明,软骨基质丰富,其中常有散在钙化点

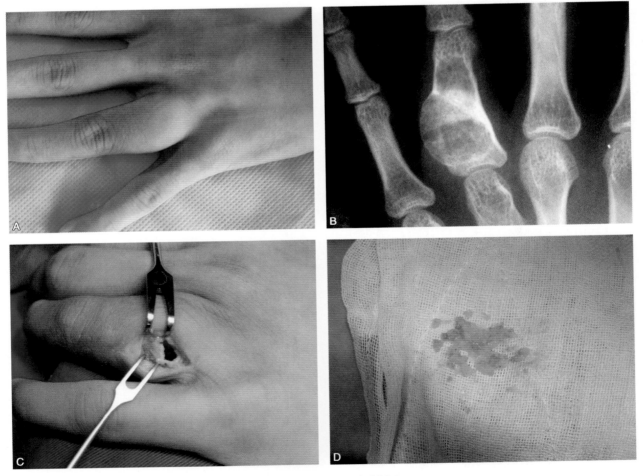

图6-5-4 内生软骨瘤病例1

A.环指肿物;B.单发内生软骨瘤,指骨呈梭形膨大;C.手术:肿瘤开窗;D.刮除肿瘤内容物;

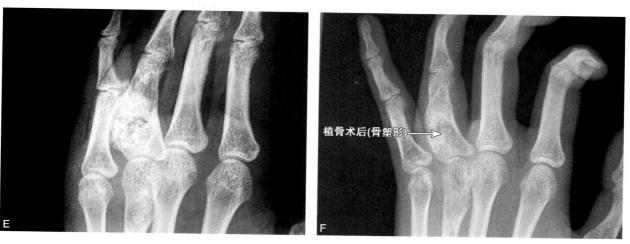

图6-5-4(续)　内生软骨瘤病例1
E.植入松质骨;F.骨折愈合,可见骨塑形。

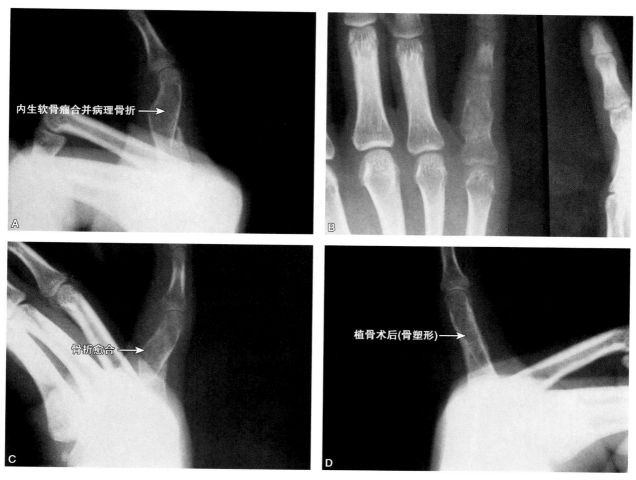

图6-5-5　内生软骨瘤病例2
A、B.术前X线所见内生软骨瘤合并病理性骨折;C.骨折愈合后再进行病灶清除植骨术;D.植骨术后愈合,可见骨塑形;

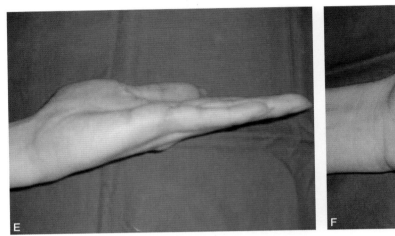
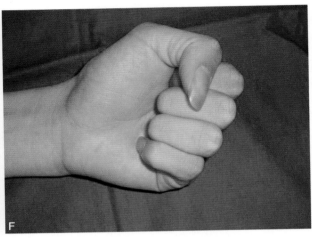

图 6-5-5(续)　内生软骨瘤病例 2
E、F. 术后功能恢复情况。

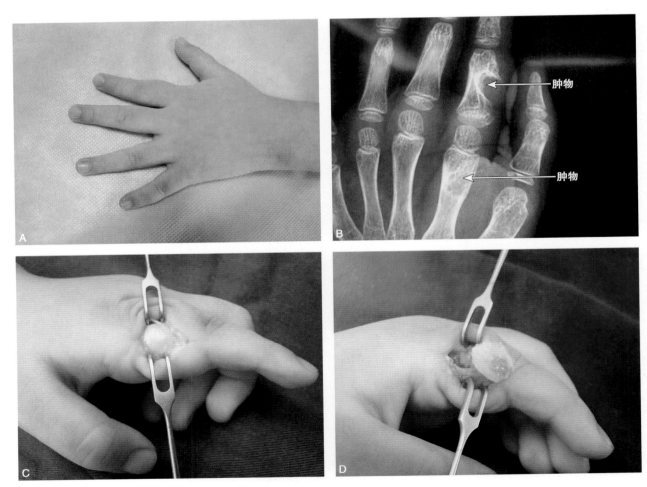

图 6-5-6　多发内生软骨瘤病例 3
A. 术前患者手部外观;B. X 线片示多发内生软骨瘤;C. 手术显露示指近节肿瘤;D. 肿瘤刮除;

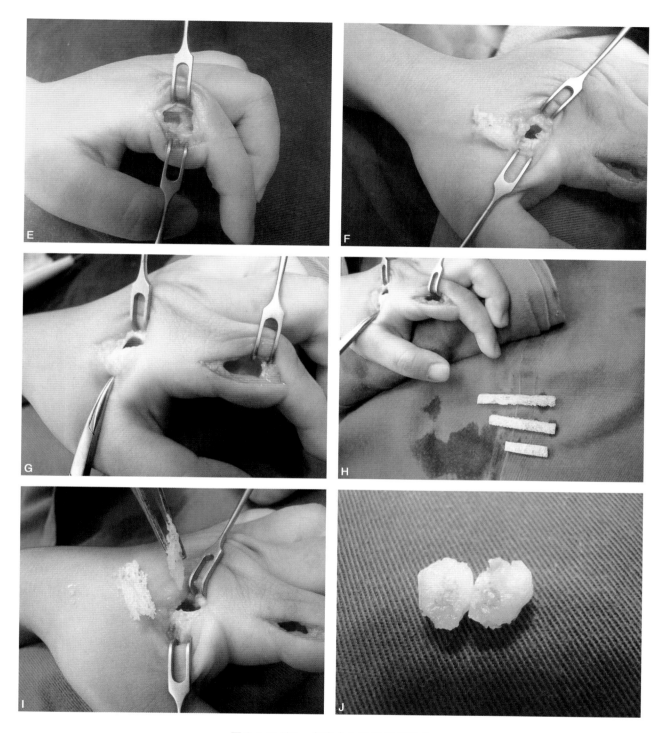

图 6-5-6(续)　多发内生软骨瘤病例 3
E. 病灶清除术后；F. 掌骨病灶清除；G. 掌、指骨病灶清除术后；H. 异体松质骨；I. 植骨；J. 肿瘤断剖面。

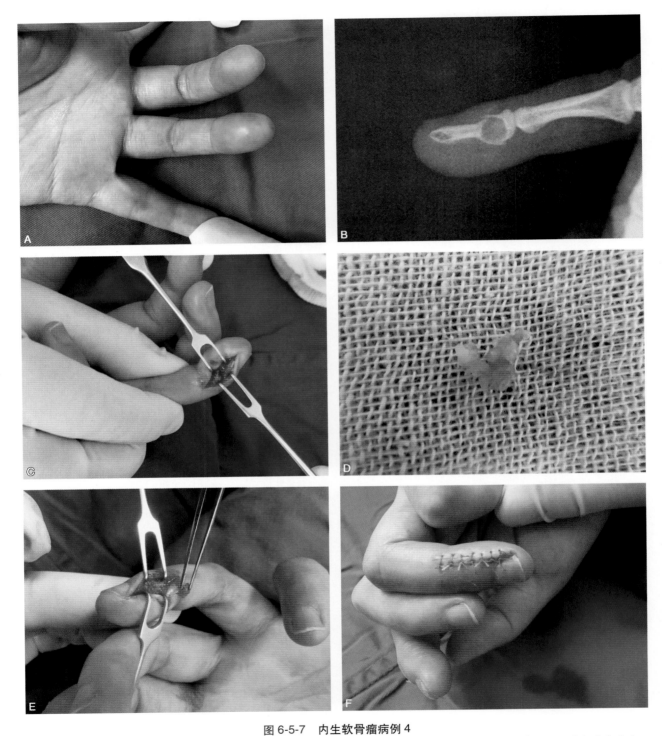

图 6-5-7 内生软骨瘤病例 4

A. 左环指碰伤肿痛；B. X 线片示末节指骨内生软骨瘤合并病理性骨折；C. 待骨折愈合后行病灶清除；D. 刮除肿瘤内容物；E. 植入自体松质骨；F. 缝合创口；

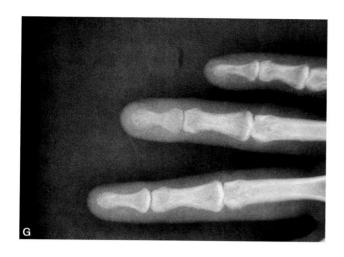

图 6-5-7(续) 内生软骨瘤病例 4
G. 术后 4 个月，X 线片示植骨愈合良好，原膨胀的骨皮质已塑形。

（杨克非）

第六节 骨硬纤维瘤

骨硬纤维瘤（hard fibroma of bone），又称骨促结缔组织增生性纤维瘤（desmoplastic fibroma of bone）。

【病因】病因不清，它是一种较罕见的良性骨肿瘤，可发生于任何骨。

【临床】症状各异，有的疼痛，有的出现局部畸形或功能障碍。X 线检查，可见边界清楚的病变，病变区内常见小梁形成，大的病变可突破骨膜进入软组织，MRI 和 CT 能更好地显示病变的程度与边界。

【病理】亦称韧带样纤维瘤、硬纤维性纤维瘤或侵袭性纤维瘤，是一种罕见的骨肿瘤，由丰富的成纤维细胞与大量胶原纤维组成。（图 6-6-1）

【治疗】切除肿瘤的复发率为 17%；刮除肿瘤的复发率为 72%。（图 6-6-2）

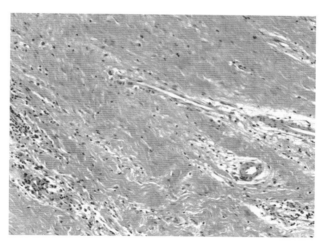

图 6-6-1 病变由丰富的成纤维细胞与大量胶原纤维组成

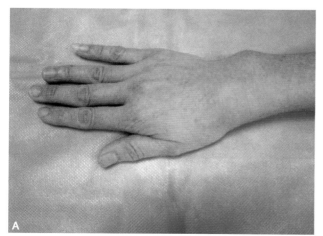

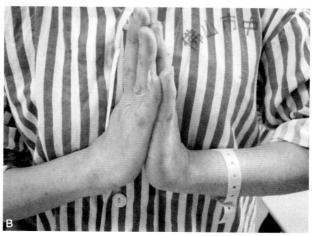

图 6-6-2 骨硬纤维瘤病例
A. 患者腕上桡骨远端背侧压痛，术前手部外观；B. 腕背伸受限；

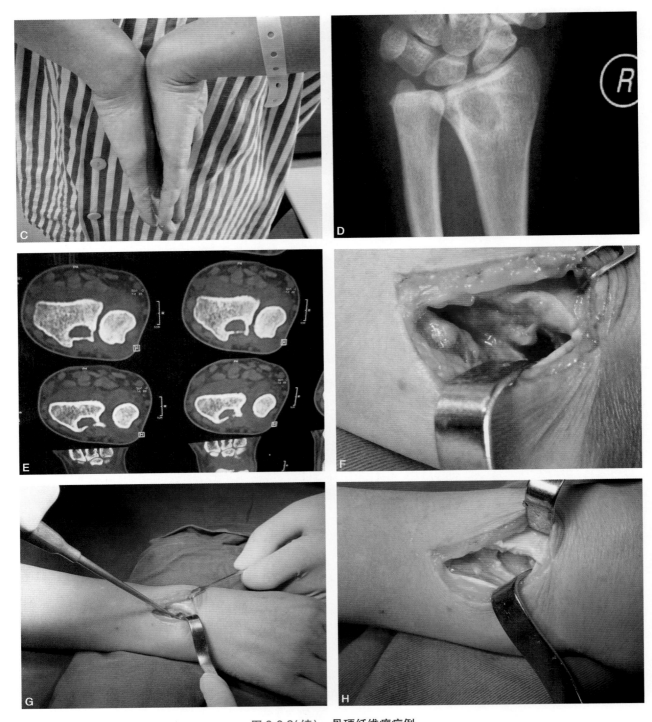

图 6-6-2(续) 骨硬纤维瘤病例

C. 腕掌屈受限；D. X 线片示桡骨远端肿物，界限清楚，肿物周边骨硬化；E. CT 见肿物界限清楚，靠桡骨远端背侧；F. 术中见肿物骨质外壳坚硬，凿开骨壳，内容物奶白色、质软；G. 将肿瘤刮除；H. 肿瘤刮除，骨腔壳坚硬；

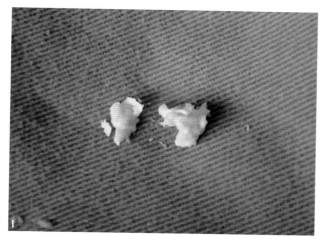
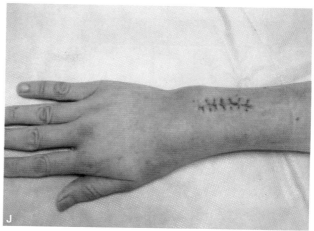

图 6-6-2(续) 骨硬纤维瘤病例
I. 刮除的肿瘤;J. 创口愈合。

（杨克非）

第七节 骨软骨瘤

【病因】传统观点认为,骨软骨瘤(osteochondroma)并非真性肿瘤,而是在骨表面迷离的软骨灶产生的瘤样病变。曾被称为外生性骨疣。

【临床】患者多为青少年,指骨及掌骨均有生长,有单发和多发,它多在管状骨一侧、近干骺端,常影响骨骺发育而发生畸形,局部出现突出肿块,局部疼痛或压痛。X线可见干骺端骨性突起,表现为低密度有钙化的骨表面,边界清楚,肿瘤就像被埋在骨质中。(图 6-7-1、图 6-7-2)

【病理】肿瘤具有典型三层结构,由外至内分别是:纤维性软骨膜、软骨帽和骨组织(基底)。(图 6-7-3、图 6-7-4)

【治疗】肿物手术切除,多发性恶变机会大,若恶性变按软骨肉瘤处理而行截肢术。(图 6-7-5、图 6-7-6)

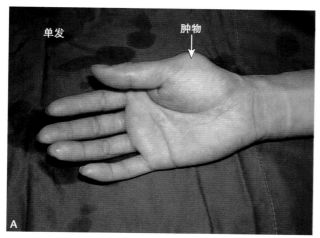
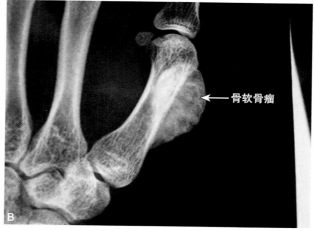

图 6-7-1 右拇背侧肿物
A. 患者手部外观;B. X线片示第一掌骨背侧骨软骨瘤。

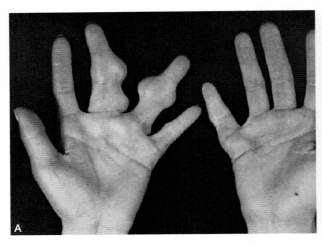
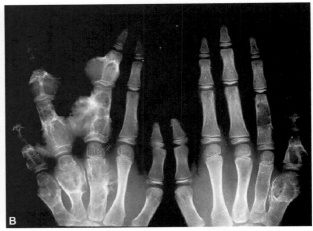

图 6-7-2 双手多发骨软骨瘤
A. 患者手部外观；B. 多发骨软骨瘤 X 线片表现。

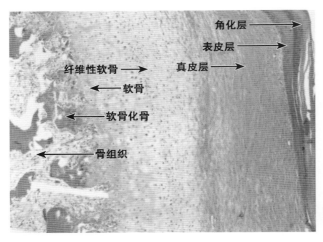
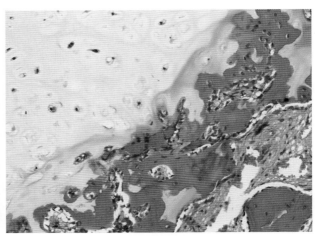

图 6-7-3 肿瘤具有典型三层结构，由外至内分别是：纤维性软骨、软骨帽和骨组织（基底）

图 6-7-4 肿瘤由软骨膜、软骨帽和骨性瘤体组成

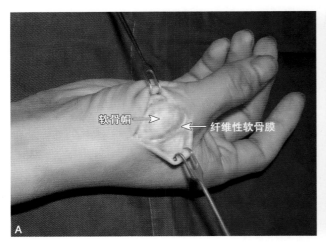
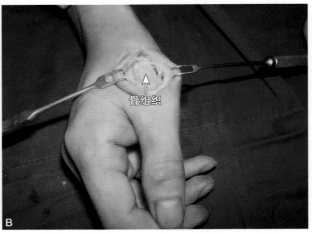

图 6-7-5 骨软骨瘤病例 1
A. 手术显露纤维性软骨膜及软骨帽；B. 软骨瘤凿除后可见骨组织；

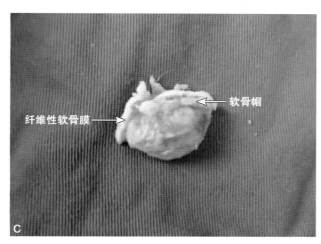
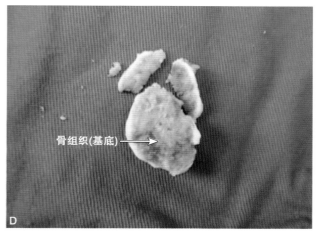

图 6-7-5（续） 骨软骨瘤病例 1
C.骨软骨瘤结构；D.肿瘤剖面。

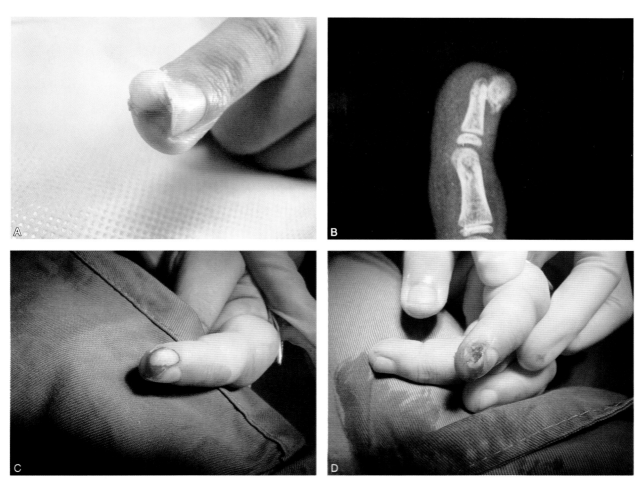

图 6-7-6 骨软骨瘤病例 2
A.左示指肿物 1 年,渐大；B.X 线片示末节指骨远端骨性肿物,与指骨相连；C.肿物处做梭形切口；D.用骨凿将骨性肿物于指骨相连处凿除；

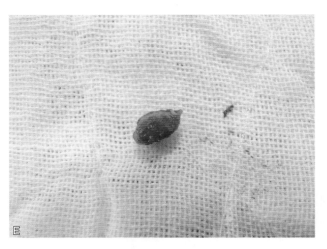

图 6-7-6(续) 骨软骨瘤病例 2
E. 肿物被完整切除。

（杨克非）

第八节 骨外软骨瘤

【病因】 骨外软骨瘤（extraskeletal condroma）被认为是发育异常或是一种化生肿瘤--间叶细胞分化而来。

【临床】 又称为软组织软骨瘤（chondroma of soft tissue），是一种较为少见的起源于骨外软组织的良性软骨肿瘤。肿瘤境界清楚，部分病变具有纤维性包膜，少数肿瘤周边可附着少量肌腱或腱膜。多发生在手足部，淡蓝白色呈多结节状融合肿块，可伴有钙化和骨化，体积小，和邻近骨无关。X 线表现为界限清楚的钙化肿块。

【病理】 瘤组织呈分叶状，被胶原纤维所分隔，由成熟透明软骨或纤维软骨构成；软骨基质着色深浅不一，呈淡染的毛玻璃样或富于黏液的深蓝色。（图 6-8-1）

【治疗】 手术切除，术后很少复发也很少有恶性变。（图 6-8-2、图 6-8-3）

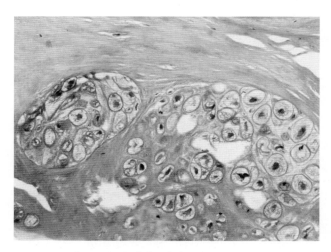

图 6-8-1 瘤组织呈分叶状，被胶原纤维所分隔，由成熟透明软骨或纤维软骨构成；软骨基质着色深浅不一，呈淡染的毛玻璃样或富于黏液的深蓝色

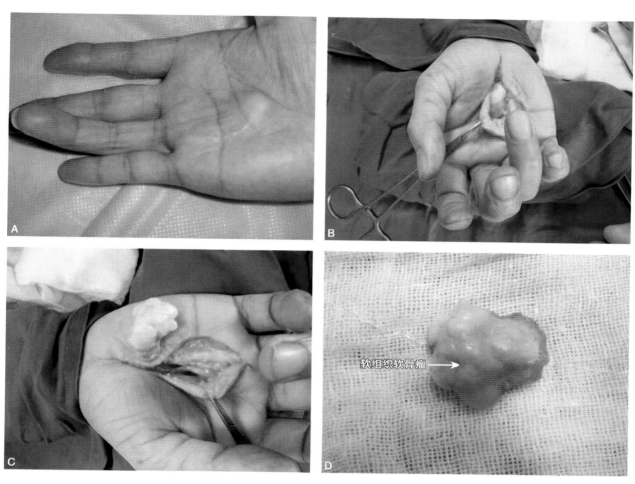

图 6-8-2 骨外软骨瘤病例 1
A. 掌心肿物;B. 手术显露肿瘤;C. 肿瘤是淡蓝白色呈多结节状融合肿块;D. 肿瘤被完整摘除。

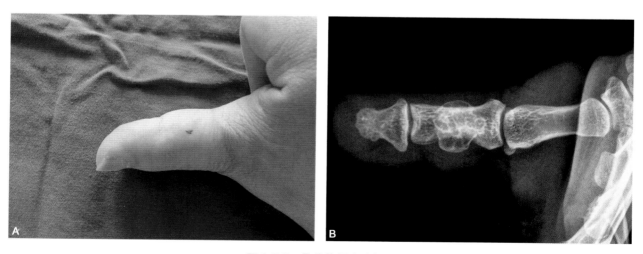

图 6-8-3 骨外软骨瘤病例 2
A. 右拇指近节屈侧深部肿物;B. X 线片示近节界限清楚的钙化肿块;

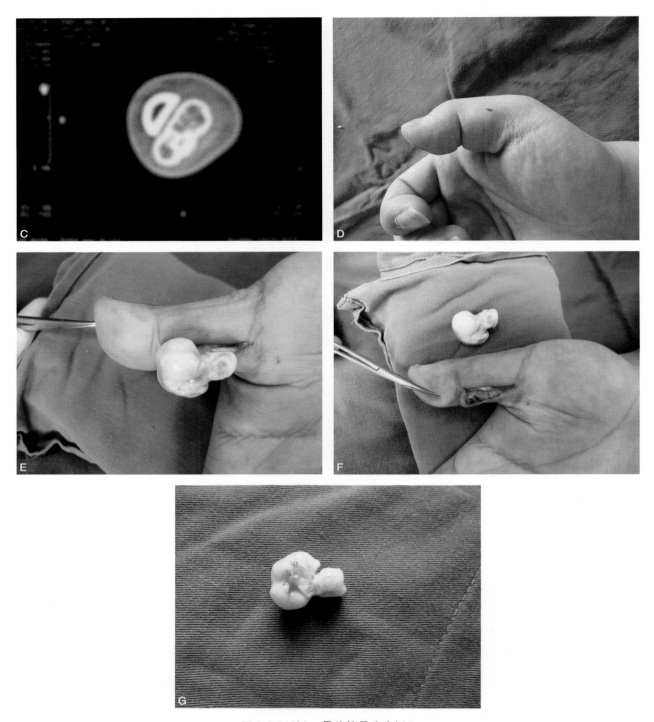

图 6-8-3(续) 骨外软骨瘤病例 2

C. CT 示近节指骨屈侧为界限清楚的钙化肿块,与指骨不相连;D. 拇指末节屈曲受限;E. 手术暴露肿瘤,淡蓝白色呈多结节状,位于屈肌腱深侧,与周围无粘连,仅肿瘤基底部系膜结缔组织与拇指深侧相连;F. 肿瘤完整摘除;G. 肿瘤基底部与拇指深层为系膜结缔组织相连。

(杨克非)

第九节 骨样骨瘤

【病因】 骨样骨瘤（osteoid osteoma）是骨质慢性局限性感染、骨质血管的错构或血管异常引起增生的结果。

【临床】 少数发生在手上（仅占这类肿瘤的 6%～13%），青年及儿童发病较多，主要症状为疼痛和局部压痛，夜间明显，水杨酸制剂可缓解疼痛，直径在多在 1cm 以内，多在皮质骨内，松质骨也生长，病灶处为富于血管的骨样组织，中间有钙化、周围致密、硬化、增厚、表面隆起，X 线片可见病灶周围骨质致密，病灶中间部分为密度减低透亮区，偶见中心钙化及骨化程度较高则为致密阴影区，有时此区广泛。（图 6-9-1～图 6-9-4）

【病理】 瘤体圆或卵圆形，直径在 1cm 以下。由皮质骨、网状骨及松质骨构成，是富有血管的骨性结缔组织瘤巢：瘤巢为类骨小梁构成，外为成骨细胞环绕，中心钙盐沉积，镜下见融合成片或呈花边样的骨样组织，周边衬覆分化成熟、增生活跃的骨母细胞，间质含丰富血管。（图 6-9-5、图 6-9-6）

【治疗】 症状不明显、不妨碍功能，可暂观察，定期复查。症状明显、有功能障碍可手术切除植骨，手术后症状可即刻缓解。（图 6-9-7、图 6-9-8）

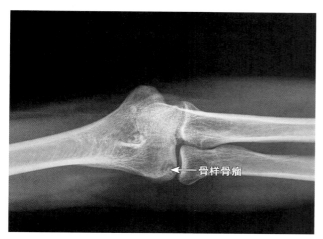

图 6-9-1 肱骨髁骨样骨瘤 X 线片

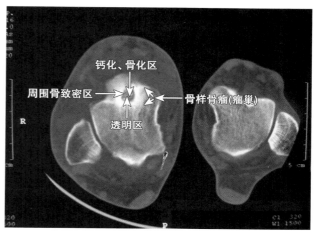

图 6-9-2 跟骨骨样骨瘤 CT 像：可看到病灶周围骨质致密，中间骨密度减低，中心为骨化及钙化致密阴影

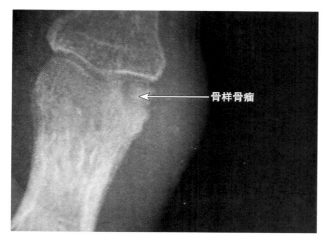

图 6-9-3 拇指近节远端骨样骨瘤 X 线片

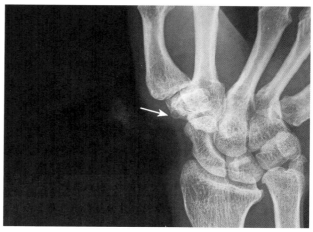

图 6-9-4 大多角骨骨样骨瘤 X 线片

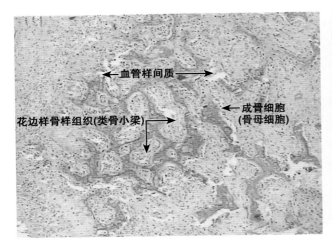

图 6-9-5　瘤巢为类骨小梁构成,外为成骨细胞环绕,中心钙盐沉积,镜下见融合成片或呈花边样的骨样组织

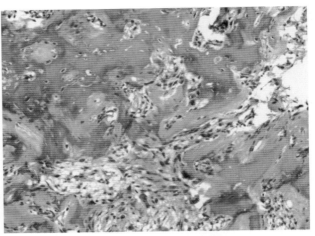

图 6-9-6　病变由不规则的不成熟骨小梁构成,瘤细胞无异型性

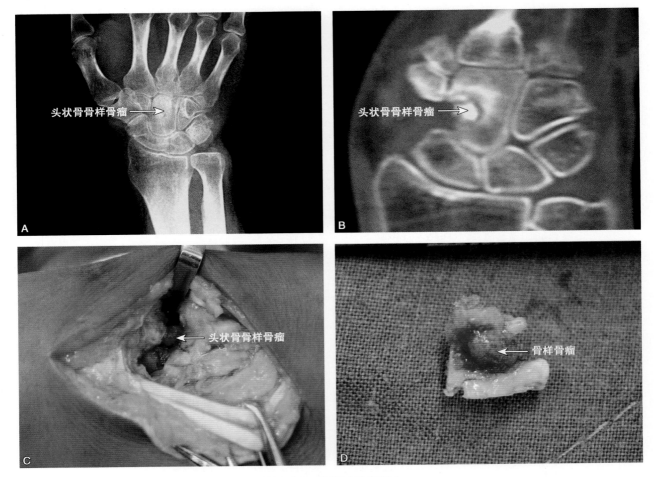

图 6-9-7　骨样骨瘤病例 1

A. X 线片示头状骨病灶周围骨质致密,病灶部分为密度减低透亮区,中心钙化及骨化程度较高则为致密阴影区;B. 头状骨骨样骨瘤 CT 所见;C. 头状骨骨样骨瘤手术所见;D. 被摘除的肿瘤。

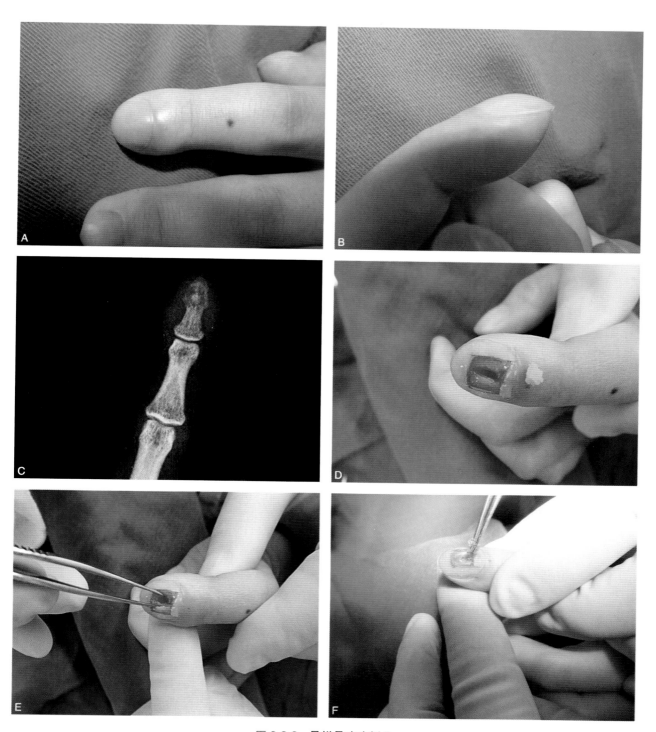

图 6-9-8 骨样骨瘤病例 2

A. 左示指末节肿痛 3 年,症状渐重;B. 末节肿大指甲隆起触痛明显;C. 示指末节 X 线片可见骨样骨瘤破坏;D. 指甲开窗切开甲床刮除肿瘤;E. 肿瘤完全清除,周围为骨性囊壁;F. 植骨;

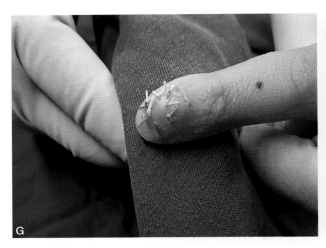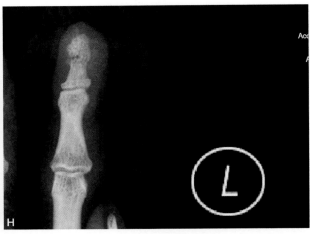

图 6-9-8(续)　骨样骨瘤病例 2

G.缝合甲床及指甲;H.植骨术后 X 线片。

（杨克非）

第十节　骨巨细胞瘤

【病因】 骨巨细胞瘤(giant cell tumor of bone)病因不清,部分病例有外伤史。

【临床】 是一种潜在性恶性肿瘤,破坏性强,有恶性变或转移倾向。多发生在 20 岁以后,极少发生于骨骼发育不成熟的个体。发生在桡尺骨下端及掌骨较多,生长较慢,渐膨大,有轻胀痛及压痛,瘤体较大时外壳变薄,常发生病理性骨折,少数肿瘤破入软组织可与周围粘连,很少突破关节软骨侵入关节。

X 线片有一偏心较广泛的溶骨区,骨皮质膨胀、变薄,溶骨区呈单房或多房,呈典型的皂泡沫样影像。若骨皮质断裂和骨膜新生骨明显,则提示肿瘤有恶变的可能。

CT 检查可反映出巨细胞瘤的骨内和骨外侵犯范围;MRI 则能将这一范围反映得更准确;血管造影可显示肿瘤侵及的范围及局部血管的解剖及血运情况。

【病理】 肿瘤多起自骨骺向骨干生长,膨胀皮质变薄,个别突破皮质进入软组织,病理特点是成纤维细胞和多核巨细胞为主的结构,镜检有大量瘤性巨细胞中央聚有多个卵圆形小核。还有多数间质性单核细胞,呈圆形、椭圆形及梭形。

根据间质细胞量的多少、分化程度、核分裂相数目等将肿瘤分为 Ⅰ、Ⅱ、Ⅲ 级,详见表 6-10-1。

表 6-10-1　骨巨细胞瘤分级

分级	分级标准
Ⅰ 级	良性,基质细胞疏松,形状较规则,核分裂少,巨细胞多,细胞大、核多,具有低度破坏性(图 6-10-1)
Ⅰ~Ⅱ 级	良性,发展较快,基质细胞量多而密集,核分裂较多,巨细胞少,体积小、核少。具有中度破坏性,易复发及恶性变
Ⅱ 级	中间性(图 6-10-2)
Ⅱ~Ⅲ 级	偏恶性
Ⅲ 级	恶性,基质细胞极多,排列致密,有不规则的漩涡排列,核分裂很多,巨细胞少,体积小、核小,形状不规则(图 6-10-3)

以往曾广泛使用巨细胞瘤组织学分类(Ⅰ~Ⅲ级——如上述),并认为 Ⅰ 级为良性,Ⅱ 级为交界性,Ⅲ 级为恶性,这种分级目前被认为是不恰当的,因为组织学分级与肿瘤的生物学行为和患者的预后并无明确联系。

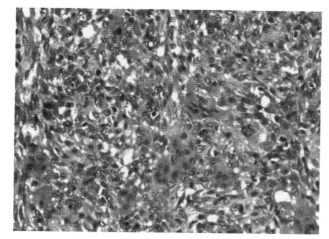

图 6-10-1 骨巨细胞瘤 I 级:病变由破骨样细胞及间质细胞构成,间质瘤细胞无明显异型性,呈圆形及卵圆形,核分裂罕见

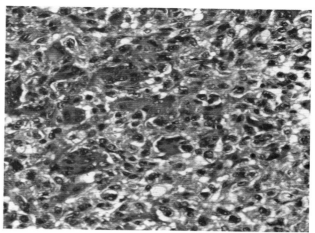

图 6-10-2 骨巨细胞瘤 II 级:病变由破骨样细胞及间质细胞构成间质瘤细胞具有中度异性,部分瘤细胞呈梭形,可见少量核分裂相,无坏死形成

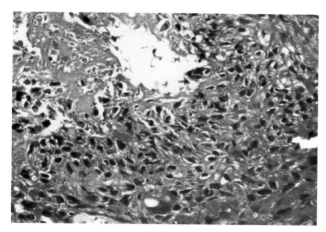

图 6-10-3 骨巨细胞瘤 III 级:病变由破骨样细胞及间质细胞构成,间质瘤细胞具有较明显的异型性,可见病理性核分裂

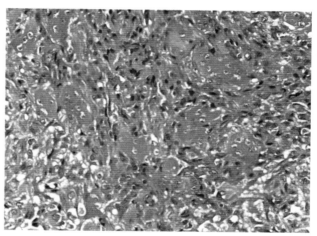

图 6-10-4 镜下见大量破骨细胞样巨细胞分布均匀,间质细胞增生活跃,有核分裂

　　属于 I 级的巨细胞瘤,同样可以有骨外软组织浸润甚至发生肺转移。而以往诊断为 III 级的恶性巨细胞瘤中有一部分实际是富于巨细胞的骨肉瘤或恶性纤维组织细胞瘤,它们与真正的原发性恶性巨细胞瘤并不属于同一种疾病。目前通常是根据肿瘤的术前影像检查、术中临床所见、术后病理组织学检查结果,将骨巨细胞瘤分为非侵袭性和侵袭性巨细胞瘤两种。

　　因此,目前 WHO 推荐使用的骨巨细胞瘤分类是:①巨细胞瘤;②侵袭性巨细胞瘤:侵袭性巨细胞瘤具有影像学、临床和病理学上侵袭性生长的证据,如骨质浸润、穿透、骨旁软组织受累、髓内宿主小梁间广泛的肿瘤浸润,病理可见单核间质细胞核分裂较多、有坏死、部分核有不典型性等(图 6-10-4~图 6-10-6)。但这些形态学改变并不代表肿瘤是恶性的;③恶性巨细胞瘤(图 6-10-7、图 6-10-8)。不主张在巨细胞瘤的诊断名称之前加"良性"两字。因为目前病理学家最大的困惑是:无法从肿瘤的形态学改变预测巨细胞瘤的生物学行为,或估计肿瘤在术后复发、浸润、转移和肉瘤变的危险性。

　　【治疗】按照 WHO 分类仍难以估计肿瘤的预后,也难以决定手术方式,而原来的分类还有一定的参考意义,因此我们将原来的分类及 WHO 分类均写出以作参考。目前临床上仍然按照原来的分类方法决定治疗方案:I 级或 I~II 级良性巨细胞瘤:可行刮除植骨、截除整个肿瘤保留远近关节,行块状植骨。II~III 级巨细胞瘤:需做截肢手术(图 6-10-7~图 6-10-11)

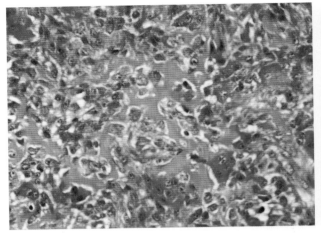

图 6-10-5　可见明显反应性骨样组织,周围有上皮样骨母细胞被覆

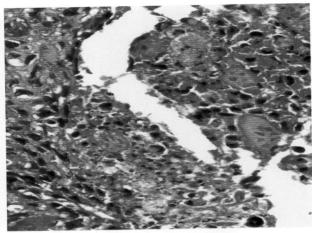

图 6-10-6　病变有坏死及出血

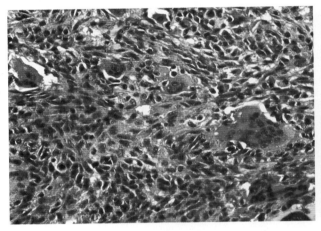

图 6-10-7　恶性骨巨细胞瘤:病变由破骨样细胞及间质细胞构成,间质瘤细胞具有较明显的异型性,瘤细胞密集,呈梭形,核分裂多见

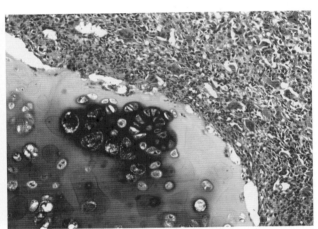

图 6-10-8　部分区域可见到软骨肉瘤成分

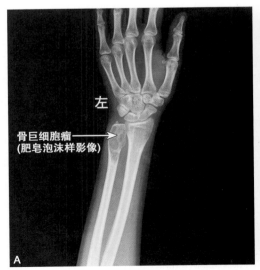

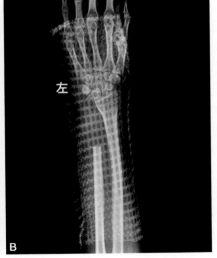

图 6-10-9　骨巨细胞瘤病例 1
A. X 线片示尺骨小头骨巨细胞瘤;B. 手术切除尺骨小头后 X 线片。

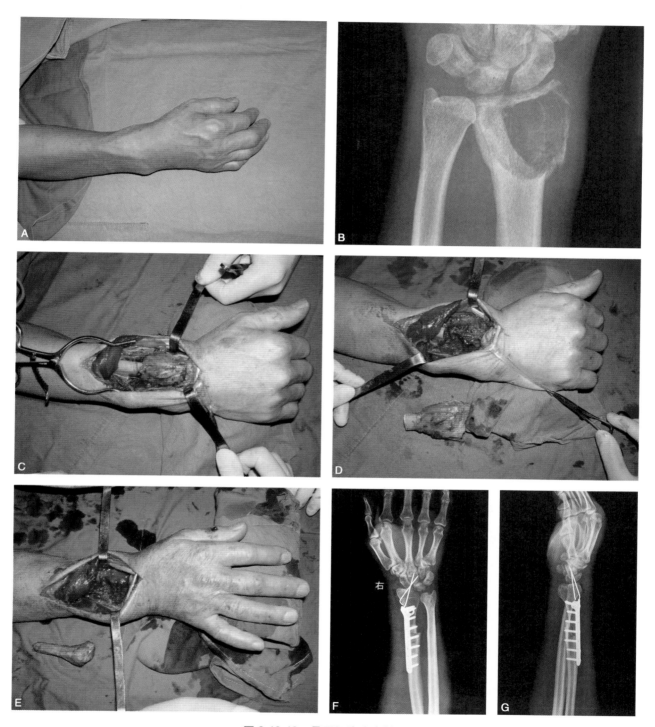

图 6-10-10　骨巨细胞瘤病例 2

A. 桡骨下端肿物；B. X 线片示桡骨远端骨巨细胞瘤，可见偏心较广泛的溶骨区；C. 手术暴露桡骨下端；D. 切除桡骨下端肿瘤；E. 移植同体腓骨小头；F. 骨移植接骨板内固定；G. 骨移植内固定；

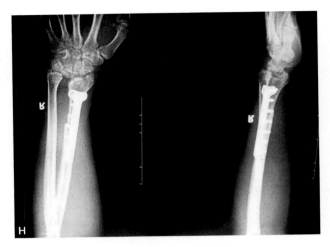

图 6-10-10(续)　骨巨细胞瘤病例 2
H. 术后 1.5 年植骨已愈合。

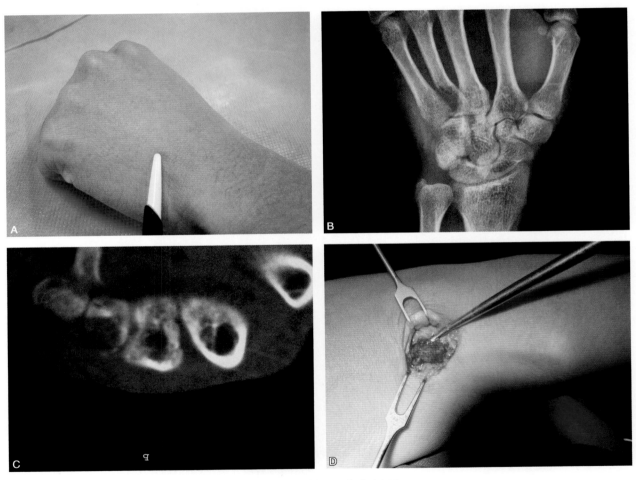

图 6-10-11　骨巨细胞瘤病例 3

A. 第四掌骨基底肿胀,周围组织有压痛;B. X 线片示第四掌骨基底骨质有破坏,内缘骨皮质受侵蚀、膨胀,部分皮质消失;C. CT 示第四掌骨基底骨质受侵蚀、皮质膨胀、内侧部分皮质破坏中断消失;D. 术中行受损骨质开窗,可见肿瘤充填骨腔内;

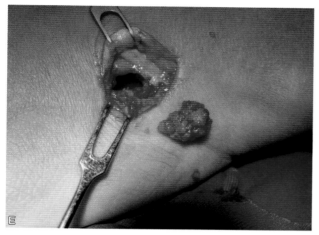

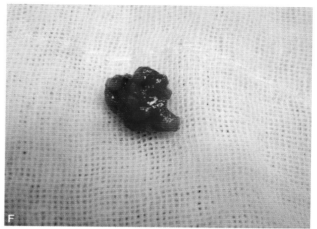

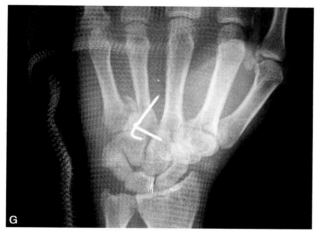

图 6-10-11（续） 骨巨细胞瘤病例 3
E.将肿瘤刮除,骨腔内肿瘤彻底清除干净、冲洗、植入自体骨;F.刮除的较完整肿瘤;G.植骨术后 X 线片。

（杨克非 高峻青）

第十一节 骨膜软骨瘤

【病因】 骨膜软骨瘤,也称为骨旁软骨瘤（parosteal chondroma）是一种良性肿瘤,病因不清,由成熟软骨构成。位于骨膜下,肿瘤侵蚀骨密质层外,但不进入骨髓腔。

【临床】 较少见,占软骨瘤的 2%,发病多在 10~30 岁,大多是 X 线检查偶然发现。可有轻压痛或可触及肿块,有的患者肿物触及有囊性感,深触较硬为骨性感。病史为 1~5 年。多位于四肢管状骨,极少多发。X 线片表现低密度有钙化的骨表面,界限清楚。肿瘤外有骨膜包绕。

【病理】 低倍镜下骨膜软骨瘤为分叶结构明软骨,软骨小叶由薄层纤维结缔组织或骨组织分割的骨膜覆盖,底部骨密质反应性增生。高倍镜下可见灶性软骨基质黏液变性。要与骨膜软骨肉瘤鉴别。（图 6-11-1）

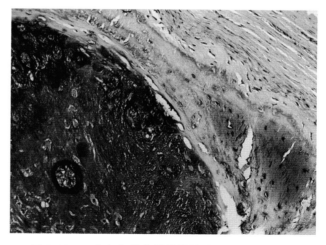

图 6-11-1 病变由黏液样软骨构成,周边纤维外膜下见薄层新骨形成,中央区骨化较少

【治疗】 局部手术切除，复发率低。若复发可再切除仍可治愈。（图6-11-2）

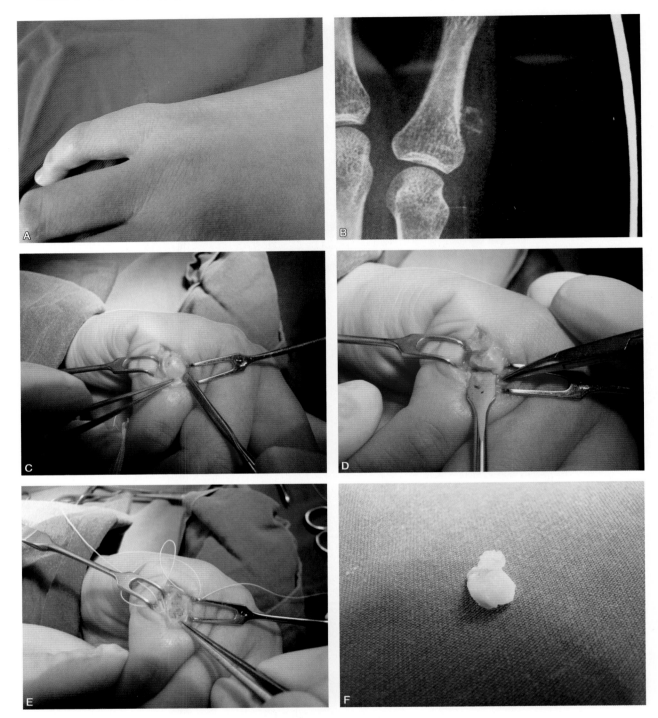

图6-11-2　骨膜软骨瘤病例

A.患者右小指近节尺背侧肿物，轻压痛，触及外有囊性感，深触较硬为骨性感；B.X线片示近节指骨尺侧肿瘤，为低密度钙化骨质，边界清楚，与指骨相连；C.手术见肿瘤外呈半透明状、囊性感，深触极硬为骨性感；D.切开肿瘤表层，可挤出胶冻样黏液，肿瘤根部与指骨呈骨性相连，用骨凿将肿瘤从指骨上凿下；E.肿瘤凿除后指骨上的骨创面用周围筋膜组织缝合覆盖；F.肿瘤完整摘除，外周为黏液囊性；

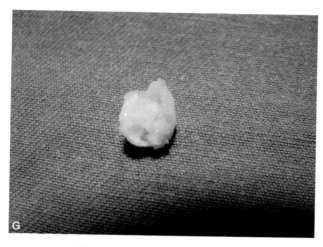

图 6-11-2（续）　骨膜软骨瘤病例
G.外周为黏液囊性，中心及基底为骨性。

（杨克非）

第十二节　手部恶性骨瘤

手部恶性骨瘤（malignant bone tumor）中起自掌、指骨的恶性骨肿瘤非常少见，如成骨肉瘤、软骨肉瘤、尤因肉瘤等偶有报告，治疗无特殊之处。

一、手上骨转移瘤

偶见。主要症状有：局部肿痛，血管扩张，症状发展较快，极似感染，但体温不高，X线片有溶骨现象，活检有助于原发肿瘤的诊断。

二、骨　肉　瘤

瘤体由成骨细胞形成骨样组织和肿瘤骨。分化较好，瘤细胞大小接近；反之，细胞畸形，大小不一，核染色深，有很高恶性度。（图 6-12-1）

三、软　骨　肉　瘤

肿瘤组织由相对丰富的软骨瘤细胞构成，富于黏液，瘤细胞具有一定的异型性（图 6-12-2）。根据瘤细胞的异型性，组织学将其分为 3 级，分别为：

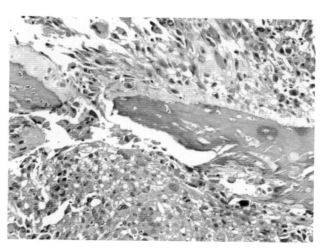

图 6-12-1　肿瘤组织由肿瘤性骨样组织和异型瘤细胞构成

1.**Ⅰ级中心性软骨肉瘤**　大约占软骨肉瘤的 20%。软骨分化良好，极少含有黏液区。区别于软骨瘤的细胞学征象有以下几点：①较大的核；②核大小不同，一般为圆形；③常见双核细胞，从未见到有丝分裂相（细胞以直接分裂的方式增殖）；④细胞较软骨瘤多。

2.**Ⅱ级中心性软骨肉瘤**　是最常见的形式，约占 60%。软骨组织显示出明显的异型性，细胞核大，特征性的染色过深，双核细胞常见，三核细胞少见，一些细胞核 4~5 倍于正常核或外形怪异。

3.**Ⅲ级中心性软骨肉瘤**　约占 20%。软骨的分化良好，软骨小叶周围为一厚的细胞晕，由密集深染的成软骨细胞、未分化的间充质组成。软骨细胞异型性明显，数目丰富，以细胞核多形性明显、染色过深为特征。细胞体积常巨大，5~10 倍于正常细胞，有 3 个或更多核或有怪异核的细胞很多。

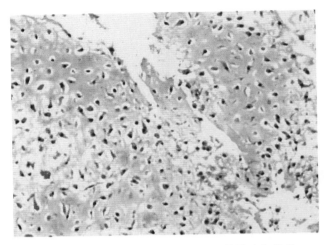

图 6-12-2　肿瘤组织由相对丰富的软骨瘤细胞构成,富于黏液,瘤细胞具有一定的异型性

四、滑膜软骨肉瘤

【病因】 滑膜软骨肉瘤(synovial chondrosarcoma)是由滑膜软骨瘤病良性结节状软骨增生改变而来,多发生在关节、滑囊或肌腱的滑膜,它较少发展为软骨肉瘤。

【临床】 均为非特异性症状,如反复疼痛、肿胀、关节僵硬或交锁,肿痛可累及滑膜关节外的软组织。偶尔表现为关节附近无痛性软组织肿物。X 线片可见结节有钙化或骨化。MRI 可明确关节内的结节是软骨性的还是骨性的。

滑膜软骨瘤病发展为软骨肉瘤并不常见,若关节症状长时间存在,并演变为顽固性疼痛者,提示可能有恶性变。恶性变病例 X 线片可见肿瘤性软骨已穿透关节囊累及关节外软组织。

【病理】 结节为细胞多少不等的透明软骨,软骨细胞增生活跃,具有轻度异型性,部分软骨基质黏液变性,有的其间伴有骨化,软骨结节可超出关节囊外生长。(图 6-12-3)

【治疗】 手术彻底截除肿瘤或截肢,复发率或转移率较高。(图 6-12-4)

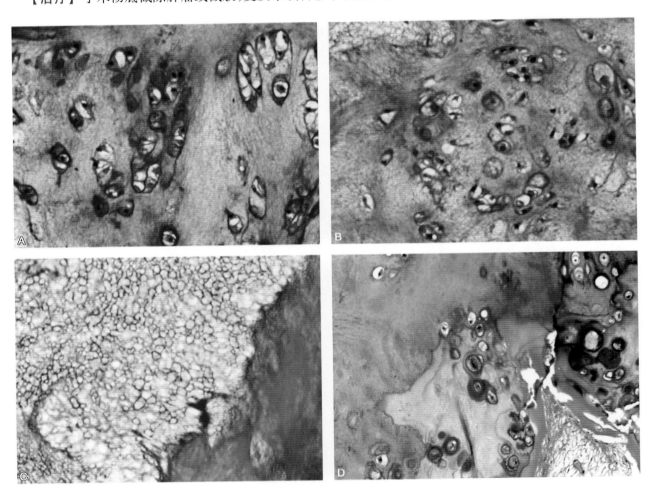

图 6-12-3　滑膜软骨肉瘤病理特点

A.软骨性病变,由黏液性软骨基质及簇状软骨细胞构成,软骨细胞增生活跃,体积较大;B.软骨细胞密集,细胞具有轻度异型性;C.部分软骨基质明显黏液变性;D.软骨性病变其间伴有骨化。

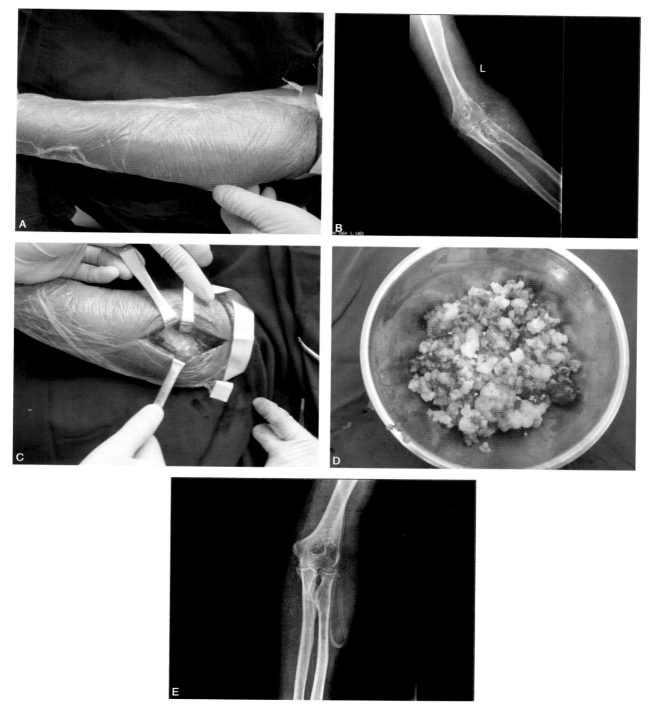

图6-12-4　滑膜软骨肉瘤病例
A.左肘关节梭形肿胀,肘前下方皮下肿物、坚硬。肘关节屈伸及前臂旋转受限;B.X线片示左肘关节前方较大团块影,边界呈分叶状,其内见大量结节状和网格状钙、骨化影,左尺骨上端外缘见弧形外压性凹陷,边缘光滑,局部骨质硬化,上端部分骨质受侵蚀;C.手术显露,纤维性包膜下灰白色半透明软骨样病变,已侵蚀部分肌肉;D.手术彻底清除肿物;E.肿物清除术后X线片。术中见左尺骨冠状突、上尺桡关节及尺骨鹰嘴部分骨质被侵蚀。

(杨克非)

第七章

纤 维 肿 瘤

多纤维瘤多为低度恶性肿瘤，属于中间性肿瘤。

第一节 硬 纤 维 瘤

【病因】硬纤维瘤(hard fibroma)又称为韧带样纤维瘤，其病因不详。局部创伤、体内激素或基因是影响因素，女性多于男性。

【临床】具有包膜，由增生的纤维组织构成硬性结节。肿物深在、坚硬、边界不清，有时可有胀痛感，由良性成纤维细胞和胶原纤维组成的良性软组织肿瘤，呈进行性生长，有人称其为低度恶性纤维肉瘤。文献报道复发率为25%～68%，肿物是局部侵犯但不转移的纤维组织瘤样病变。

发病年龄常在20～40岁。但发生在掌筋膜者，发病常在50～70岁。在身体许多部位均可发生，在手部多发生在掌筋膜，也可在前臂浅层或深层。浅层肿瘤体积较小，生长缓慢，深层肿瘤生长较快、体积较大，具有侵袭性，复发率高。

X线片表现为软组织肿块，CT表现肿物界限不清，MRI表现 T_1、T_2 低信号。

【病理】肿瘤多位于肌肉或筋膜层，肉眼见为白色，肿瘤较坚硬有韧性感，很少见到出血，多沿筋膜伸展，侵入邻近组织。

镜下见肿瘤没有明显界限，肿瘤由富于胶原间质的梭形纤维细胞构成，其中含有丰富的胶原纤维。病变无包膜，与周围组织无界限，有时将周围组织包括在病变中，核分裂罕见，毛细血管及脂肪细胞较少见。（图7-1-1）

【治疗】扩大切除，包括肿瘤及周围部分正常组织。（图7-1-2）

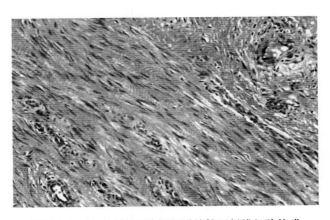

图 7-1-1 肿瘤由富于胶原间质的梭形纤维细胞构成

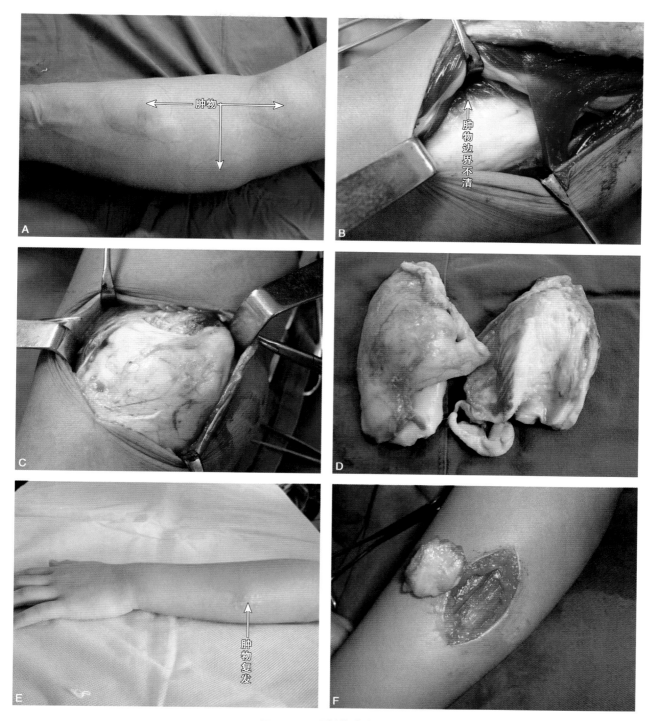

图 7-1-2 硬纤维瘤病例
A. 位于肘上及前臂上段多发皮下肿物；B. 肿瘤位于肌层，边界不清；C. 显露硬纤维瘤；D. 肿瘤切除术后；E. 肿瘤复发；F. 肿瘤再次切除。

（李淳　杨克非）

第二节　掌跖纤维瘤病

掌跖纤维瘤病（fibromatous，或 aggressive fibromatosis）为侵袭性纤维瘤病，属于中间性肿瘤，又称为浅表型纤维瘤病（superficial fibromatosis）、掌纤维瘤病（palmar fibromatosis），也称 Dupuytern 病。

【病因】 病因不清,有人认为可能与外伤及遗传有关。它是纤维组织瘤样增生,是分化的成纤维细胞的肿瘤,介于良恶性之间,局部复发不转移。

【临床】 发病率较低,是一种发生于手掌和腱膜等处的单结节或弥漫性纤维组织增生的低度恶性肿瘤,中年以上男性较多,幼儿可见婴幼儿掌跖纤维瘤病。多为单个结节,常附带增厚的腱膜和皮下脂肪。切面灰白色、质硬。此病早期一般不引起功能障碍,但肿瘤靠近神经,由于肿瘤生长,可发生神经嵌压体征。肿瘤若靠近软组织或骨组织,可造成软组织或骨组织受侵蚀。

【病理】 掌跖纤维瘤病,包括掌部纤维瘤病和跖部纤维瘤病两种。肿瘤细胞呈梭形,具有波状核,在波状胶原基质中排列成交织束状。边缘境界不清,浸润周围组织。早期细胞成分多,晚期细胞成分显著减少。(图 7-2-1)

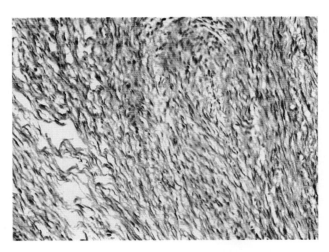

图 7-2-1　肿瘤细胞呈梭形,具有波状核,在波状胶原基质中排列成交织束状

【治疗】 手术切除,切除不净易复发。(图 7-2-2~图 7-2-4)

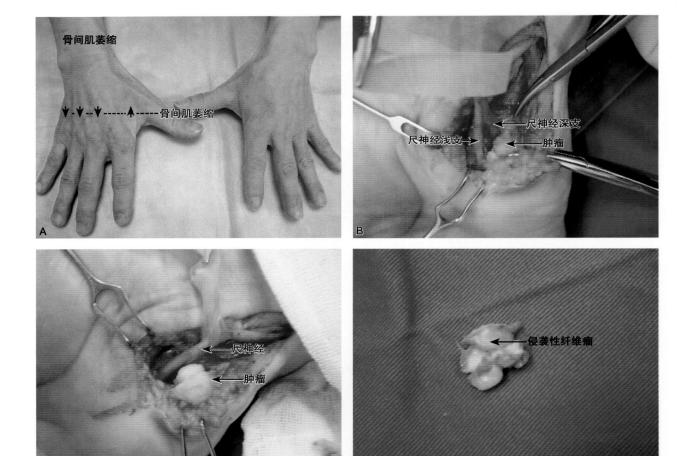

图 7-2-2　掌跖纤维瘤病病例 1

A. 右手骨间肌萎缩;B. 尺管内肿瘤压迫尺神经深支;C. 尺管内将肿瘤分离,深支压迫得到松解;D. 肿瘤灰白色,质硬,完整剥出。

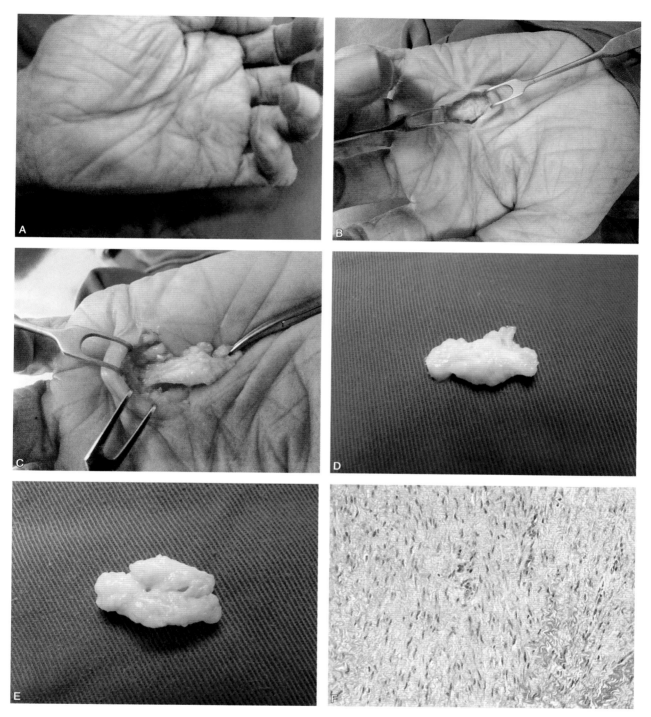

图 7-2-3 掌跖纤维瘤病病例 2

A. 左掌心皮下肿瘤；B. 肿瘤位于掌腱膜上，灰白色、较硬韧；C. 将肿瘤由掌腱膜上扩大切除；D. 肿瘤完整切除；E. 肿瘤剖面为实质性纤维样组织；F. 病变由梭形细胞构成，异型性不明显，边缘境界不清，浸润周围软组织。

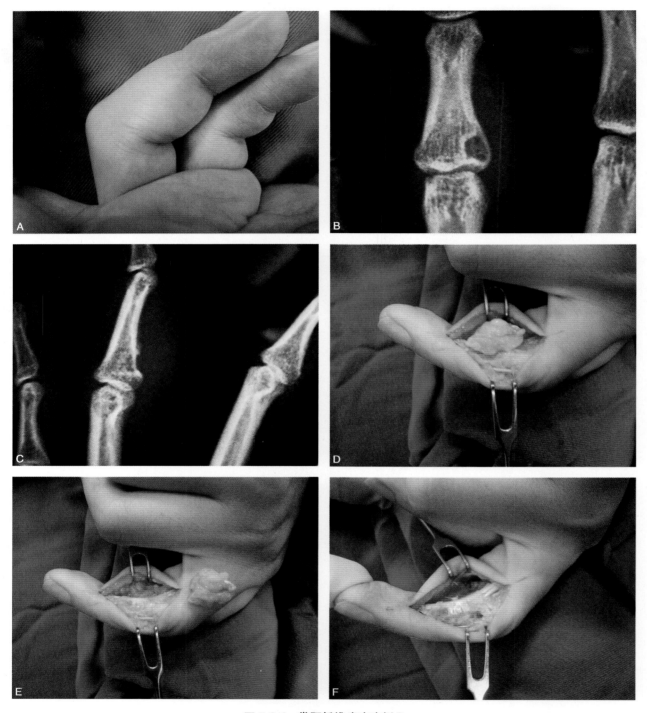

图 7-2-4　掌跖纤维瘤病病例 3

A. 左环指中节皮下肿物,较硬韧;B. X 线片示中节指骨基底骨质受侵蚀;C. X 线片示中节指骨掌侧骨质受侵蚀;D. 皮下肿物灰白色,无明显包膜,与周围组织有粘连;E. 肿瘤完整剥出,部分鞘管随肿物切除;F. 清除受侵蚀的指骨;

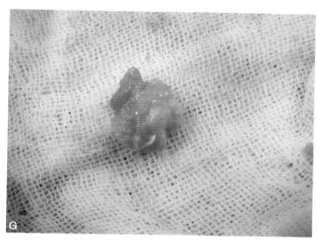

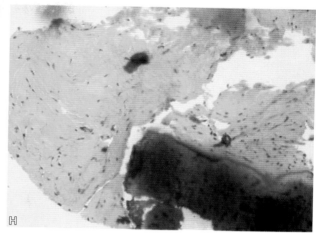

图 7-2-4(续) 掌跖纤维瘤病病例 3
G.切除肿瘤灰白色,实体,较坚韧;H.瘤组织破坏骨质,死骨形成。

（杨克非）

第三节 婴幼儿指（趾）纤维瘤病

婴幼儿指（趾）纤维瘤病(infantile digital fibromatosis 或 infancy digital fibroma)为低度恶性,属于中间性肿瘤。

【病因】 有人认为它是先天性的,多发生在 1 岁以内,1/3 在出生时即发现,是纤维组织瘤样增生,是分化的成纤维细胞的肿瘤,介于良恶性之间,局部复发不转移。

【临床】 它是一种发生于手(趾)等处的弥漫性纤维组织增生的低度恶性肿瘤,手指多发生在 3、4、5 指末节边缘,累及手指引起关节挛缩,在真皮内,界限不清、质硬,大小为 0.5~1.0cm。

【病理】 肿瘤组织位于真皮内,向上可与表皮连接,与表皮紧密相连,局灶表皮屑痂形成,对应的表皮内水肿,可见微小水疱;向下侵及皮下层,甚至深达骨膜,但不累及骨质。除表皮被覆的区域外,其他区域肿瘤组织无包膜,与邻近组织分界不清。肿瘤组织由梭形细胞构成,排列成席纹状、编织状、漩涡状及束状;瘤组织内可见分布不均的中小血管,以肿瘤周边多见,瘤组织内残留少量汗腺导管。瘤细胞形态一致,长梭形,胞质丰富,核呈卵圆形或长梭形,部分胞质内见一个红细胞样强嗜酸性包涵体,位于核旁或形成核内假包涵体。（图 7-3-1）

【治疗】 影响手指功能时可手术切除,易复发。（图 7-3-2、图 7-3-3）

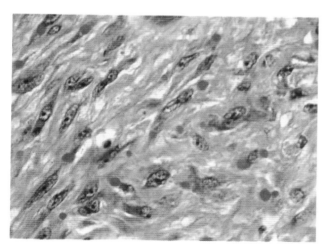

图 7-3-1 肿瘤组织由梭形细胞构成,瘤细胞形态一致,长梭形,胞质丰富,核呈卵圆形或长梭形,部分胞质内见一个红细胞样强嗜酸性包涵体,位于核旁或形成核内假包涵体

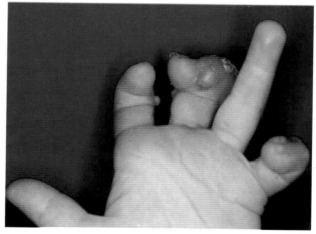

图 7-3-2 婴幼儿指纤维瘤病病例 1:患儿 5 岁,肿瘤位于示、中、小指侧方

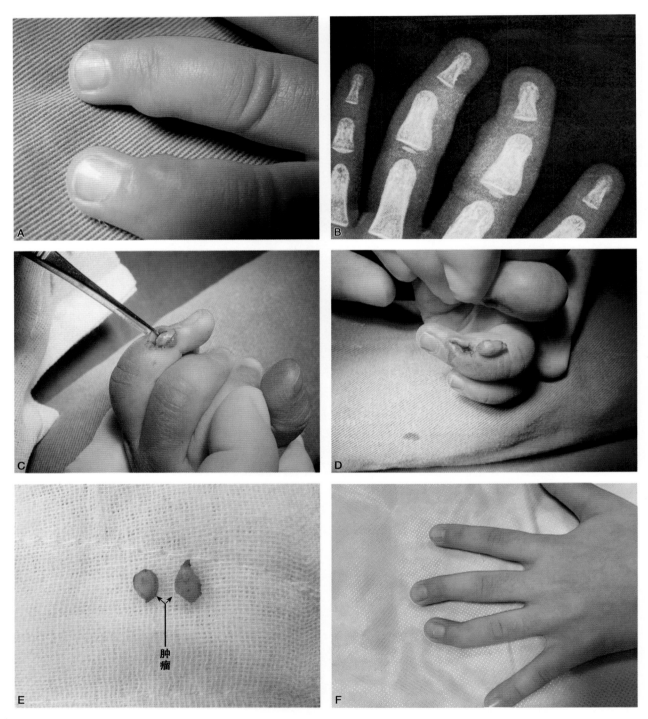

图 7-3-3   婴幼儿指纤维瘤病病 2

A.患儿 4 岁,肿瘤位于右手中环远指间关节边缘,累及手指引起关节挛缩;B.X 线片示中环指末节肿瘤累及手指引起关节侧方挛缩;C.手术暴露肿瘤;D.剥离肿瘤;E.肿瘤完整摘除;F.术后 7 年复查,中环指末节有轻度偏斜,伸直正常。未见肿瘤复发;

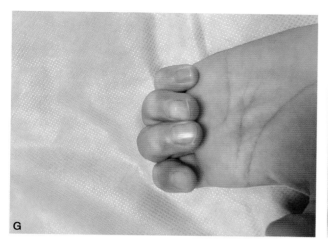

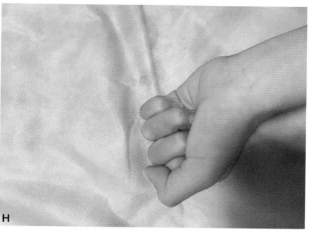

图 7-3-3(续)　婴幼儿指纤维瘤病病 2
G.关节屈曲良好;H.握拳正常。

（杨克非　梁礼汉）

第四节　丛状纤维组织细胞瘤

丛状纤维组织细胞瘤(plexform fiborhistiocytic tumor,PFT)为中间性肿瘤。

【病因】　病因不清,它是一种发生浅表浸润性生长的纤维组织细胞性肿瘤。

【临床】　主要发生于儿童及青少年,女性多,好发于上肢(65%),尤其是手,肿瘤位于皮下脂肪组织内,常延伸至真皮,在真皮层及皮下可见丛状分布的多个小结节。是缓慢生长无痛性肿块。

【病理】　纤维结缔组织把肿瘤细胞分隔成丛状或结节状(上皮样结节)。结节则由单核或多核组织细胞样细胞构成,结节外周围绕短梭形的纤维母细胞/肌样细胞。部分结节则主要由成纤维细胞样细胞组成,不见多核巨细胞。(图 7-4-1~图 7-4-3)

免疫组化染色显示:单核或多核组织细胞样细胞表达 CD68、d-ACT 和溶菌酶,梭形细胞表达 Vim 和 SMA。(图 7-4-4)

【治疗】　局部广泛切除,局部复发率为 12.5%~37.5%,少数可发生区域淋巴结转移,甚至远处(肺)转移。(图 7-4-5)

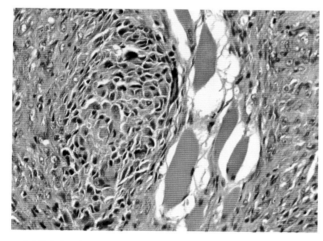

图 7-4-1　纤维结缔组织把肿瘤细胞分隔成丛状或结节状。结节则由单核或多核组织细胞样细胞构成,结节外周围绕短梭形的纤维母/肌成纤维细胞样细胞

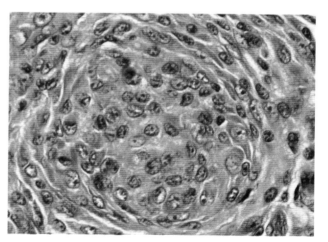

图 7-4-2　上皮样结节(高倍视野)

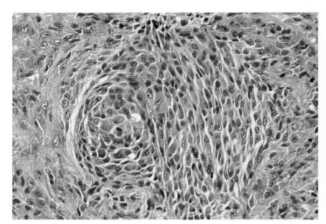

图 7-4-3   上皮样结节（低倍视野）

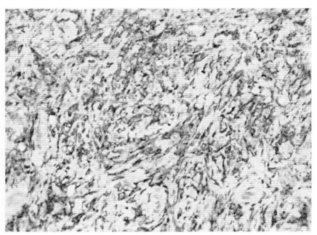

图 7-4-4   免疫组化显示 CD163 阳性，提示组织细胞分化

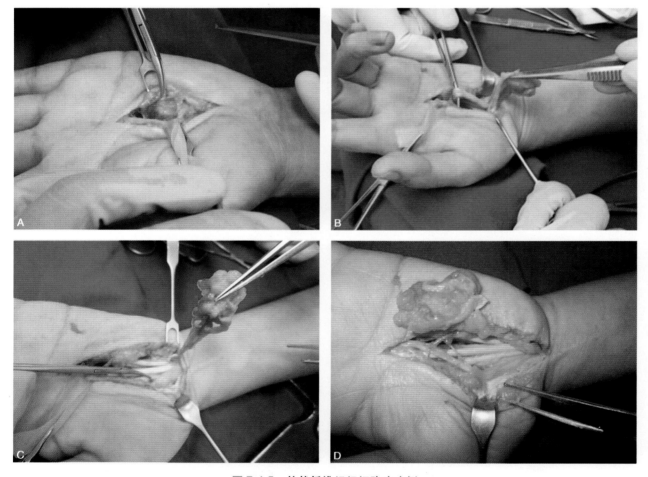

图 7-4-5   丛状纤维组织细胞瘤病例

A. 手术暴露肿瘤，在皮下浅层可见肿瘤；B. 与中环指屈肌腱及蚓状肌紧密相连；C. 肿瘤呈丛状分布的多个小结节；D. 肿瘤完整摘除。

（梁礼汉   杨克非）

第五节　成纤维细胞和肌成纤维细胞瘤

成纤维细胞和肌成纤维细胞瘤（ossifying fascjitis）是软组织肿瘤中最复杂的一组病变，它包含良性、中间性和恶性病变三大类，近50种病变，其中良性病变包括良性肿瘤和瘤样变。中间性病变又包括局部侵袭型和罕见转移型两种生物学亚型。

【病因】　人体的结缔组织由细胞和大量的细胞外基质组成，细胞散在分布于基质内，数量少种类多，但功能各异。

细胞可分为：①恒定存在的固定细胞，如成纤维细胞、脂肪细胞和未分化的固定细胞；②非恒定存在的游走细胞，如巨噬细胞、肥大细胞、浆细胞和各种粒细胞。

细胞外基质：包括无定形的基质、纤维和不定循环更新的组织液。结缔组织由胚胎时期中胚层散在分布的间充质衍化而来，后者由间充细胞和无定形的基质组成。

肌成纤维细胞是一种形态介于成纤维细胞和平滑肌细胞之间的梭形间质细胞，其来源细胞不明。成纤维细胞/肌成纤维细胞性病变包括良性、低度恶性及恶性病变。良性者包括有骨化性肌炎、结节性筋膜炎等，它们可以互相转化。

骨化性肌炎是一种类似结节性筋膜的成纤维细胞/肌成纤维细胞性增生，同时伴有化生性骨形成。如起自于骨膜称为骨旁筋膜炎，发生于指（趾）者称指（趾）纤维骨性假瘤。

【临床】　患者多为20~40岁青年人，10岁以下儿童以及60岁以上老年人较少见。男女均可，好发于上肢，下肢少见。手部发生肿物不清，病情多在1~2周，多不超过3个月。多数病例伴有酸胀、触痛或轻微疼痛。肿物实质感，中等硬度，边界不清。可以侵犯肿物附近组织，如腱鞘、肌腱等，造成手指屈伸受限。

【病理】　多数病例显示结节性筋膜炎和骨化性肌炎的两种形态，但本病多数边界不清，且缺乏骨化性肌炎中明显的分带现象。（图7-5-1）

【治疗】　可局部完整彻底切除肿物或异常组织。若切除不彻底，可极快复发。反复发作造成手指功能严重障碍或有恶性变可能，需扩大切除或截指。（图7-5-2）

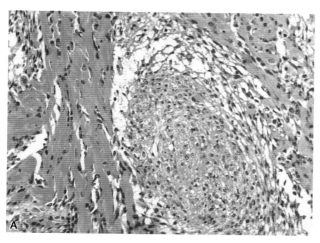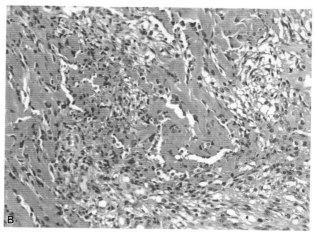

图 7-5-1　成纤维细胞及肌成纤维细胞增生，核分裂活跃，伴不成熟的骨样组织形成

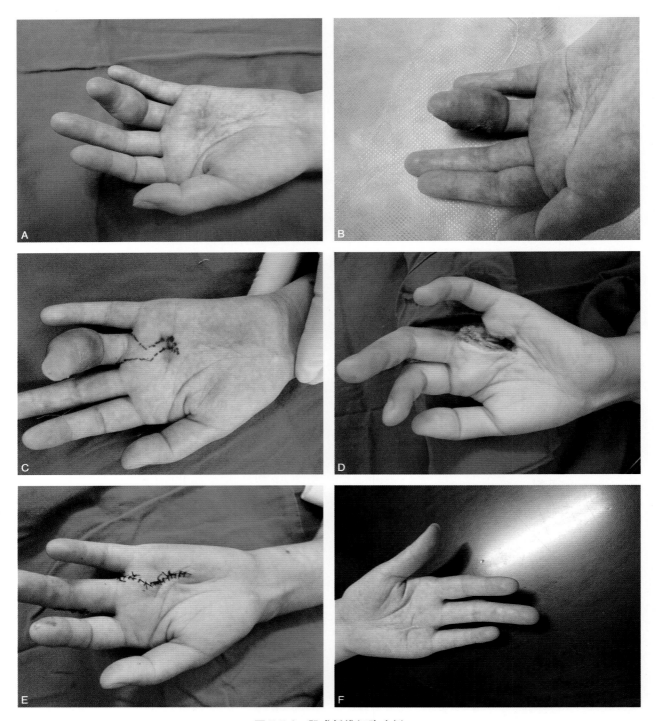

图 7-5-2 肌成纤维细胞病例

A. 来院前 1 个月发现左环指皮下小肿物,在外院手术未发现肿物,未做局部组织切除,也未做病理检查,仅做屈肌腱粘连松解,术后 1 个月环指又明显肿胀,屈曲位活动受限;B. 来院行第二次手术,术中见左环指中节皮下广泛瘢痕结缔组织,无明显肿瘤界限,术中广泛切除异常组织,行病理冰冻检查,初步诊断"肌成纤维细胞增生性病变"。第二次术后 1 个多月,环指又明显肿胀;C. 第二次术后 2 个月,因肿瘤复发极快,手指功能丧失,计划行第三次手术;D. 第三次手术截除环指,手术从环指掌骨中段截除。又进一步做病理及免疫组化检查,最后诊断为肌成纤维细胞增生性病变——弥漫性骨化性肌炎;E. 截指术后创口缝合;F~H. 术后 5 个月手的功能;

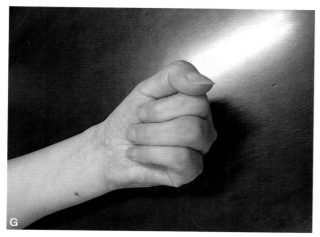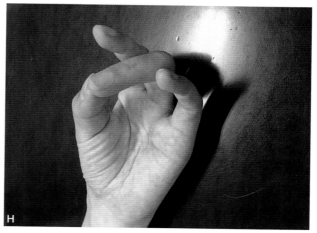

图 7-5-2(续) 肌成纤维细胞病例

（杨克非 付记乐）

第六节 黄 色 瘤

【病因】黄色瘤（xanthoma）也称为纤维组织细胞性肿瘤，是一类吞噬脂肪的巨噬细胞（泡沫样组织细胞、黄色瘤细胞）局灶性聚集所形成的病变，患者常伴有高脂血症，多发病变可有家族性。

【临床】临床上有以下五种亚型：

1. **发疹性黄色瘤**（eruptive xanthoma） 好发于臀部的黄色小丘疹，通常伴发Ⅰ、Ⅱ、Ⅳ、Ⅴ型病脂血症，病程急性而短暂。

2. **结节性黄色瘤**（tuberous xanthoma） 为好发于臂、肘、膝和手指的大斑块状病变，常伴发Ⅱ、Ⅲ高脂血症。

3. **扁平黄色瘤**（plane xanthoma） 好发于皮肤皱褶处（如掌皱汉），伴有Ⅲ型高脂血症。

4. **黄色瘤**（xanthoma） 好发于上眼睑，血症可正常或伴有Ⅱ、Ⅲ型高脂血症。

5. **腱黄色瘤**（tendinous xanthoma） 位于手足肌腱和跟腱，常发生于高胆固醇或伴Ⅰ型或Ⅱ型高脂血症患者，偶见伴发Ⅳ型高脂血症者。

肿瘤大体型态，取决于脂质的多少而呈黄色、橘黄色或灰白色。

【病理】各种临床亚型在镜下形态相同，均由成巢或成片的泡沫样组织细胞和少量多核巨细胞（图顿巨细胞）组成。早期病变内以泡沫样组织为主，偶见核分裂，早期病变往往伴有炎症细胞

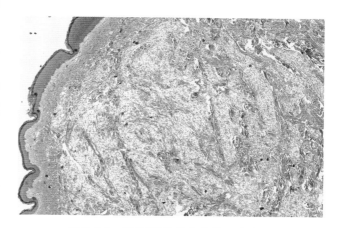

图 7-6-1 低倍镜下,瘤组织位于真皮层

浸润，陈旧性病变则多伴有纤维化，增生的纤维组织可呈席纹状排列，部分病例内可见胆固醇结晶裂隙，少数病例可呈丛状生长，也称丛状黄色瘤（plerifom xanthoma）。（图 7-6-1~图 7-6-3）

【治疗】本病系组织细胞的增生性病变，以保守治疗为主，包括药物治疗和减少脂肪摄入。部分病例可施行结节切除术。（图 7-6-4）

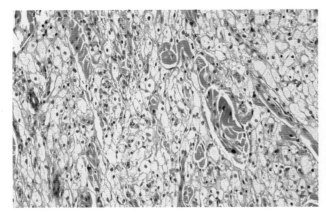

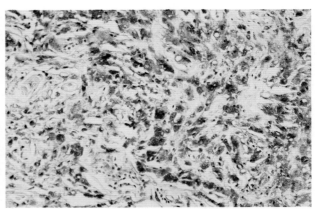

图 7-6-2 高倍镜下,瘤细胞弥漫性生长,胞浆丰富,淡染,富含脂质空泡

图 7-6-3 免疫组化显示瘤组织表达 CD68 阳性

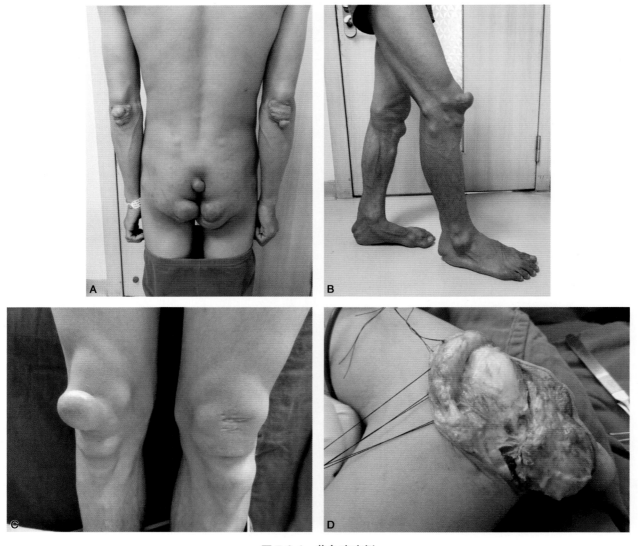

图 7-6-4 黄色瘤病例

A.患者于双肘后、臀部多发肿瘤;B.双膝关节、双踝关节、足跟也存在多发肿瘤;C.右膝关节肿物;D.先行右肘肿瘤切除手术;

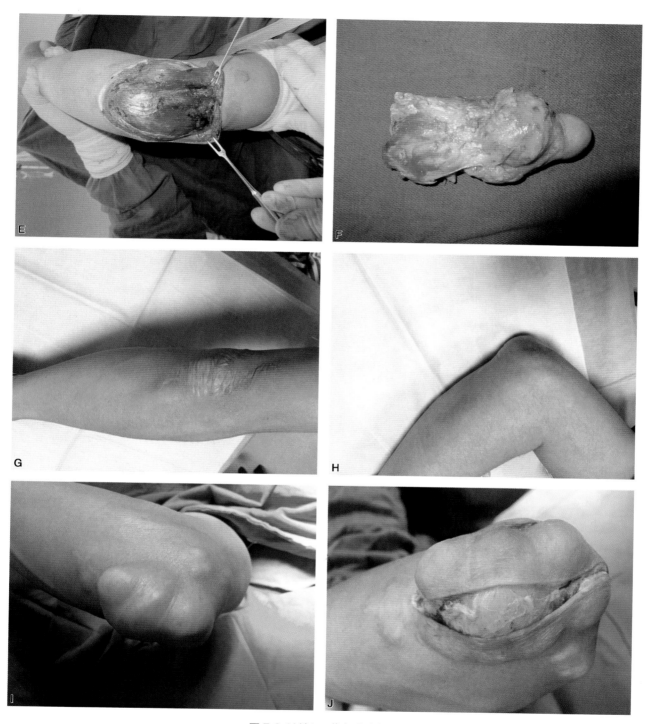

图 7-6-4(续)　黄色瘤病例

E. 肿瘤切除后创面,肿瘤已侵入到肌肉、骨膜等深层组织;F. 切除肿瘤;G. 创口愈合;H. 肘部屈伸不受限;I. 左肘肿瘤多个结节;J. 手术切除肿瘤;

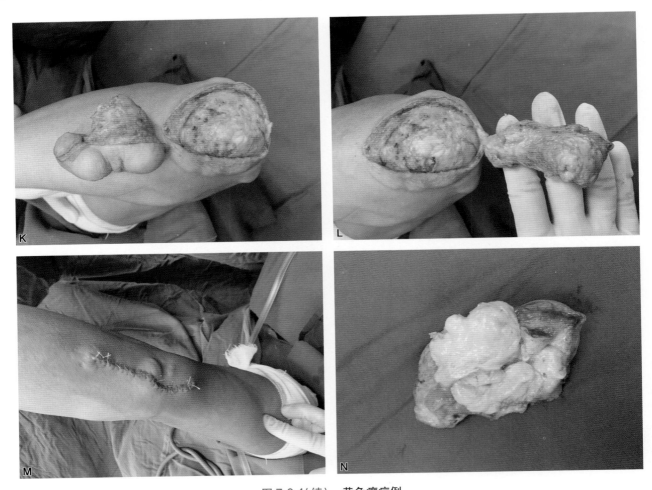

图 7-6-4(续) 黄色瘤病例

　　K. 切除肿瘤,术中可见部分肿瘤已侵入皮内及深层组织;L. 大部分肿瘤切除,散在的小肿瘤已广泛侵入皮内及深层组织;M. 创口缝合;N. 切除肿瘤,切开剖面。

（杨克非）

第八章

脂 肪 肿 瘤

脂肪肿瘤分类见表8-0-1。

表 8-0-1　脂肪肿瘤分类

特点	类别
含骨	骨性脂肪瘤
含软骨	软骨脂肪瘤
纤维组织丰富	纤维脂肪瘤
弥漫黏液变	黏液脂肪瘤
血管丰富	血管脂肪瘤
在肌内浸润性生长	肌内脂肪瘤
由纤维及纤维软骨、脂肪组织构成	纤维软骨脂肪瘤

第一节　脂　肪　瘤

【病因】 脂肪瘤（lipoma）发生原因不清，起源于脂肪组织。

【临床】 好发于40~60岁的男性，多生长在掌侧，虎口部位最常见，多为单发，表面光滑质软，多呈分叶，外有包膜，生长较慢，位置表浅，但可通过肌膜长入深层，触之有假性波动感，无明显症状，生长过大可妨碍手功能，若压迫神经可引起疼痛。有的脂肪瘤位于肌膜间隙或长入腱鞘，此种脂肪瘤活动度小，较硬，有时会被误诊为纤维或腱鞘囊肿。B超和MR可协助诊断。

【病理】 病变由成熟脂肪细胞构成，与周围脂肪组织细胞基本相同，只因肿物有完整的包膜而诊断为脂肪瘤。镜下见为纤维组织及脂肪组织。（图8-1-1）

【治疗】 手术摘除，从包膜外可完整剥出肿瘤，可以治愈。（图8-1-2、图8-1-3）

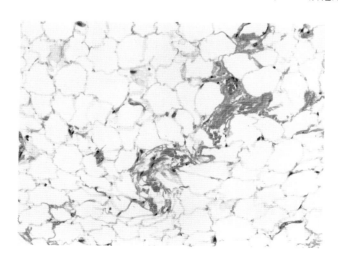

图 8-1-1　肿瘤由大片成熟的脂肪细胞及少量纤维性间隔所构成

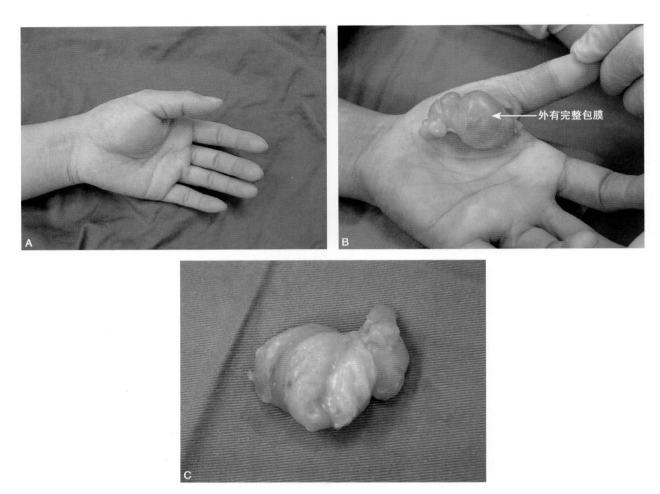

图 8-1-2 脂肪瘤病例 1
A. 脂肪瘤于拇指蹼部位最常见,多为单发;B. 外有完整包膜;C. 肿瘤内为脂肪组织。

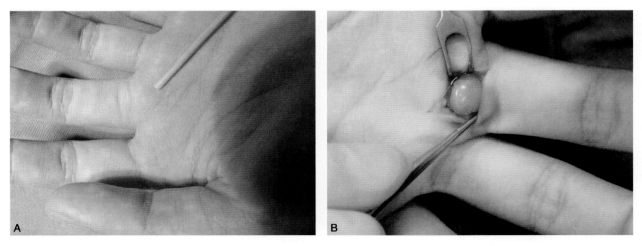

图 8-1-3 脂肪瘤病例 2
A. 手指鞘管处皮下肿物,触及稍硬;B. 外有包膜的脂肪瘤;

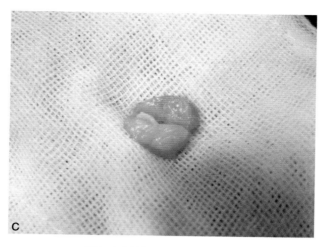

图 8-1-3(续)　脂肪瘤病例 2
C.瘤内为脂肪组织。

（杨克非）

第二节　血管脂肪瘤

【病因】　血管脂肪瘤(angiolipoma)病因不清,是一种发生皮下的富含毛细血管型的脂肪瘤,小血管内常见有纤维素性微血栓。

【临床】　好发于 15~25 岁的青年人,男性多见,儿童及 50 岁以上者罕见。多发生于前臂,其次可见于躯干和上臂。约 2/3 的病例为多发性,5% 为家族性,表现为皮下多个小结节,常伴有疼痛感和触痛感。

大体形态:位于皮下组织内,有包膜,直径多在 2cm 以下,切面呈黄色并带有多少不等的红色。

【病理】　由成熟脂肪细胞和分支状的毛细血管网组成。脂肪组织和血管成分比例不一。血管通常在包膜下的区域较为显著。特征性形态表现在小血管内含有纤维素性微血栓,不见于一般的脂肪瘤。极少数病例含有大量血管,并富于梭形细胞,而脂肪成分相对稀疏,称为富于细胞性血管脂肪瘤(cellular angiolipoma)。(图 8-2-1)

【治疗】　局部切除,术后即可治愈。

【鉴别诊断】　富于细胞性血管脂肪瘤应注意与血管肉瘤及卡波西肉瘤鉴别。前者有包膜,增生的梭形细胞无异型,也不见核分裂。(图 8-2-2)

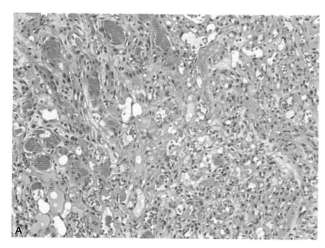
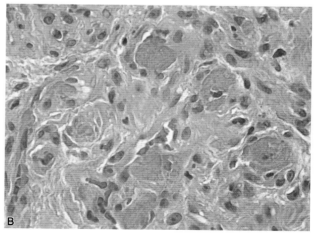

图 8-2-1　血管脂肪瘤病理
A.梭形细胞和小血管密集,脂肪成分较少,是"富于细胞性血管脂肪瘤";B.血管腔内纤维素性微血栓。

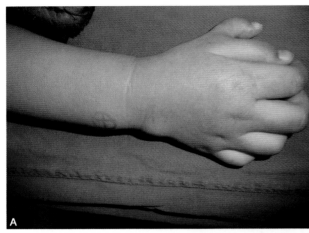
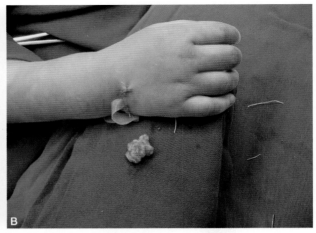
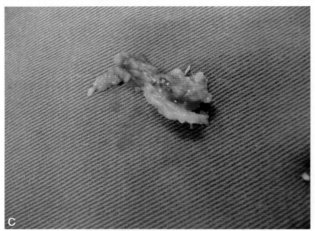

图 8-2-2 血管脂肪瘤病例

A. 右手背尺侧皮下肿物；B. 肿物外有包膜，完整切除；C. 切面呈黄色鱼肉样，带有散在红色。

（陈浩宇　杨克非）

第三节　纤维软骨脂肪瘤

【病因】 纤维软骨脂肪瘤（fibro cartilaginous lipoma）发生原因不清。

【临床】 可发生在前臂、肘关节等处，肿瘤肿块可渐大，有压痛，若靠近神经，可造成神经嵌压、水肿，神经功能受到影响。

【病理】 病变由纤维及纤维软骨、脂肪组织构成，细胞无异型性，未见核分裂相，形态学符合纤维软骨性脂肪瘤，良性。肿物压迫周围神经，可见神经束水肿变性。（图 8-3-1）

【治疗】 可手术摘除，从包膜外可完整剥出肿瘤。行神经松解术。（图 8-3-2）

【典型病例】 患者女性，64 岁。因左肘部肿物伴同侧手指背伸活动受限 4 年入院。

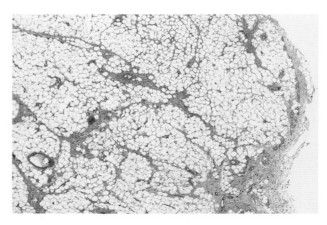

图 8-3-1　病理所见：瘤组织境界清楚，有薄包膜，瘤组织由脂肪组织、纤维组织及纤维软骨组织构成，纤维软骨呈结节状或分叶状，部分纤维软骨结节内可见脂肪细胞

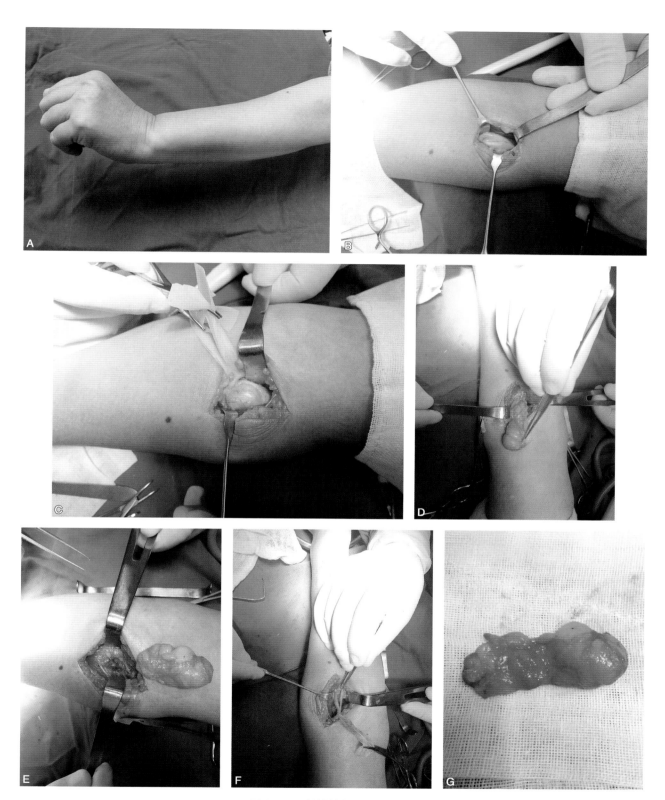

图 8-3-2　纤维软骨脂肪瘤病例

A. 左肘桡外侧肿物 5 年,渐大,各手指掌指关节伸直逐渐受限 4 年;B. 手术见肘部肿物位于皮下深层,于桡神经下方,桡神经受到挤压,受压神经近端增粗、远端变细;C. 肿物黄色,外有包膜,边界清楚,与周围组织易分离;D. 肿物长形,位于肘部软组织深层,肿物整个可分离出,未与其他组织相连;E. 肿物完整摘除;F. 行神经松解;G. 肿物完整摘除。

专科检查:左肘部前方桡侧可触及直径约 3cm 的肿物,质地韧,轻度压痛,活动好,左手 2~5 手指掌指关节背伸活动受限,腕关节背伸活动可,前臂伸指肌群轻度萎缩,腕关节屈曲活动好,手指屈曲活动好,指端血运好,桡动脉可扪及搏动,左前臂和手部感觉存。肌电图检查:左上臂上段(肿物处)桡神经深支完全性损伤。

手术所见:桡神经受压,桡神经下方见黄色肿物,边界清晰,包膜完整,桡神经连续性好,神经受压,近端神经膨大,远端受压变细,分离肿物见肿物下方位于桡尺骨间隙后方,分离肿物,完整切除肿物。

肉眼所见:黄色肿物一个,大小 6cm×3cm×3cm,包膜完整,切面黄色,部分区域灰白色,质稍硬。

(杨克非)

第九章

代谢类肿瘤及肿瘤

第一节 痛 风 石

【病因】痛风石(tophus)不是肿瘤,它属于类肿瘤,有时人们会把它误认为肿瘤。它是代谢性疾病,嘌呤代谢障碍造成体内尿酸过多,尿酸钠结晶体在关节腔释出反复发作,在关节周围可看到尿酸钠结晶沉积形成的结石。

【临床】临床为血清尿酸增高,关节肿痛,活动受限,反复发作剧烈的关节炎症,X线片可看到关节周围圆形或卵圆形密度很高的影像。痛风石也可侵蚀肌腱或骨。

【病理】痛风时滑膜组织和关节软骨释放的尿酸钠晶体被关节液的白细胞吞噬。白细胞又破坏释放出蛋白酶和炎性因子进入滑液。酶炎性因子使关节中的白细胞增多,于是有更多的吞噬了尿酸盐结晶的白细胞相继破裂释放出酶和炎性成分,形成恶性循环,进一步导致急性滑膜炎和关节软骨破坏。痛风结石是围绕尿酸盐结晶产生的大小不同的晶体肉芽肿。(图9-1-1)

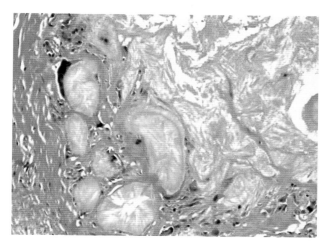

图 9-1-1 痛风性肉芽肿性结节,可见大量痛风石。结节周围见异物巨细胞

【治疗】手术切除:手术中可见到白色粉末状痛风石,痛风石可侵蚀破坏肌腱和关节囊,和指骨很接近,好似骨质上的外生骨疣。有的病例可破坏指骨,必要时需行植骨。另外,同时要进行全身治疗。(图9-1-2~图9-1-6)

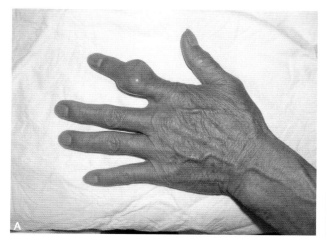

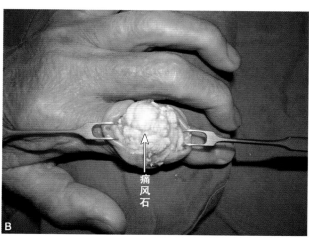

图 9-1-2 痛风石病例 1
A.关节肿胀,活动受限;B.手术可见关节周围包裹大量痛风石;

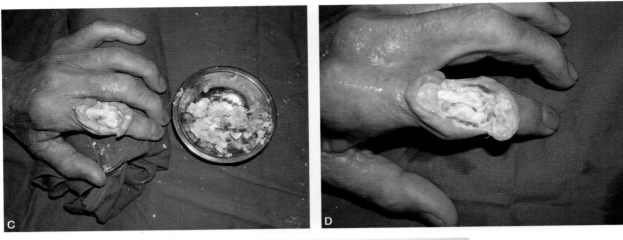

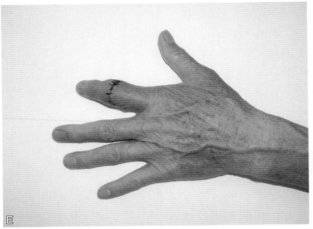

图 9-1-2(续)　痛风石病例 1
C.清除痛风石;D.病变已侵犯肌腱及关节囊;E.创口缝合术后。

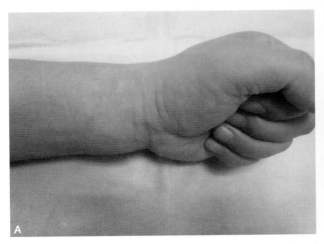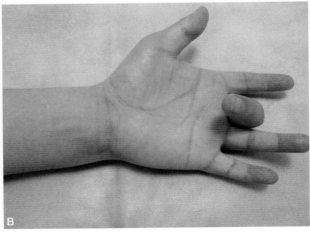

图 9-1-3　痛风石病例 2
A.左腕屈侧皮下肿物;B.中指屈曲位,伸直受限;

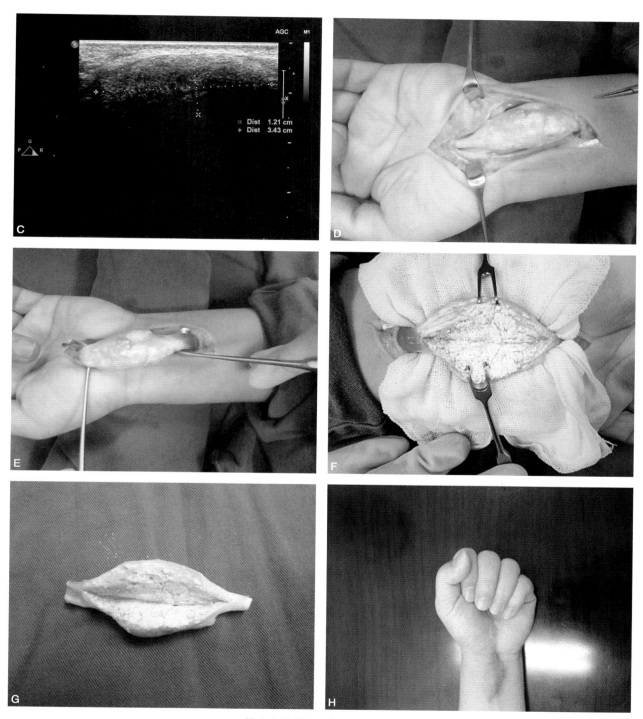

图 9-1-3(续) 痛风石病例 2

C.腕部可见高回声包块，大小 3.43cm×1.21cm，回声致密，边界尚清，肿物内未见血流信号；D.手术见肿物位于中指指浅屈肌腱内；E.肿物上端位于肌腱肌腹交界处，下端位于腕管入口处，中指屈肌腱形成粗大肿物卡在此处，伸指受限；F.肿物内为白石灰样痛风石，肌腱结构消失；G.切除受损肌腱及痛风石；H.术后中指屈曲良好；

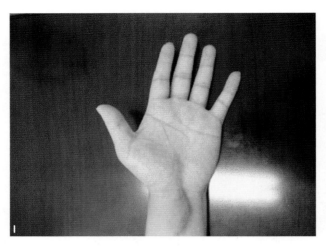

图 9-1-3(续)　痛风石病例 2
I. 术后中指可完全伸直。

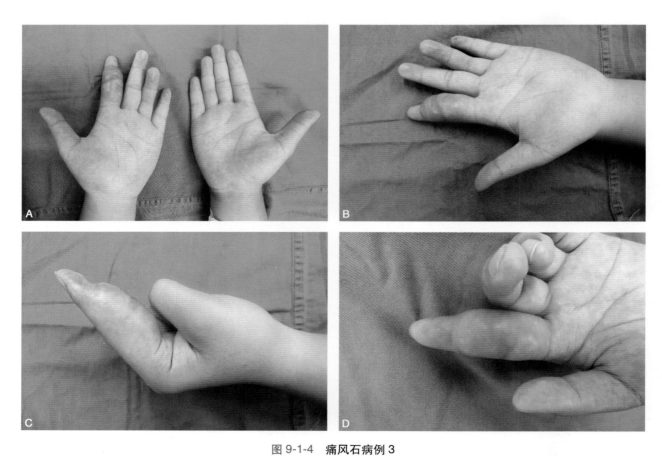

图 9-1-4　痛风石病例 3

A. 双手多发痛风石肿物;B. 左掌心及示指肿物;C. 示指屈侧肿物巨大,手指主、被动屈曲均受限;D. 其他手指屈伸尚好;

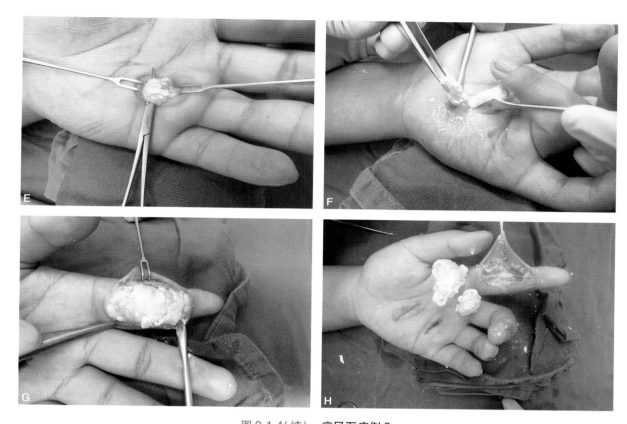

图 9-1-4(续) 痛风石病例 3
E. 左掌心远侧痛风石侵蚀部分环指屈指浅肌腱,切除肿物及部分受损肌腱;F. 左掌心中间痛风石侵蚀部分环指屈指浅肌腱,切除肿物及部分受损肌腱;G. 左示指屈侧全被痛风石侵蚀;H. 指深屈肌腱已被破坏,浅肌腱尚保留。桡侧指固有神经血管受痛风侵蚀破坏,切除痛风石及破坏的肌腱。

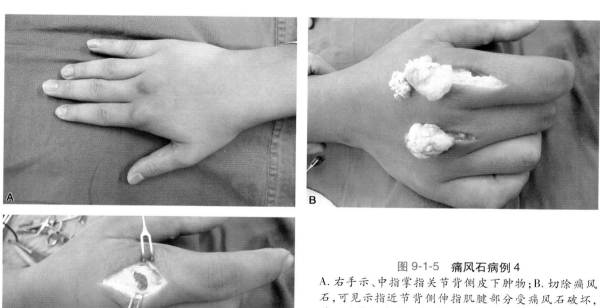

图 9-1-5 痛风石病例 4
A. 右手示、中指掌指关节背侧皮下肿物;B. 切除痛风石,可见示指近节背侧伸指肌腱部分受痛风石破坏,并且近节指骨背侧受到破坏,局部部分指骨缺损。中指背侧痛风石完整切除,肌腱及骨尚完整图;C. 示指近节背侧部分指骨受到破坏,局部部分指骨缺损,需行植骨。

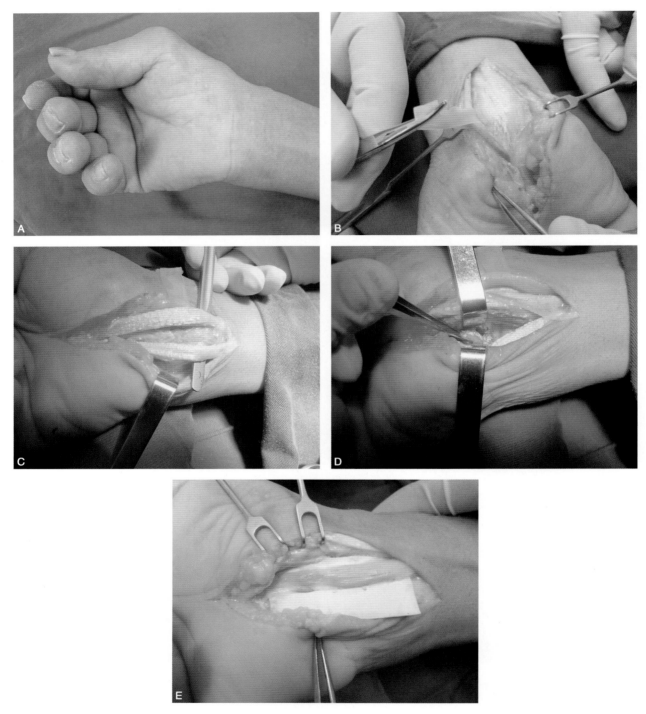

图 9-1-6   痛风石病例 5

A. 右手麻痛 6 年,症状渐重,肌电检查——正中神经腕部重度受损;B. 腕部手术探查见:局部滑膜明显增生肥厚,将病变滑膜切除;C. 腕部深浅各屈肌腱明显变粗、肥厚,肌腱上散在布满颗粒状白色结节,肌腱内外均存在;D. 深部于关节囊及骨膜上也同样存在颗粒状结节,无法完全清除;E. 切开腕横韧带见,腕管中部神经明显变细变薄、中空,松解神经外膜及神经周围粘连组织。同时要进行全身痛风病治疗。

(杨克非)

第二节　肿瘤性钙盐沉着症

【病因】肿瘤性钙盐沉着症(tumal calcinosis)的病因是代谢异常,或因外伤造成钙盐沉积。是一种肿瘤性的无定形钙盐沉积,周边围绕反应性的组织细胞和异物巨细胞。

【临床】它有以下三种类型:

1. **孤立性病变**　无高磷酸血症,常发生在热带或亚热蒂地区,疑为与寄生虫病感染相关的肉芽肿。

2. **多发性病变**　伴有高磷酸血症,但无高钙血症——狭义的肿瘤性钙盐沉着症,很少位于手,多发生青少年,近半数发生于同胞兄弟或姐妹,很少超过 50 岁,好发于大关节附近。

3. 继发于肾衰竭、高维生素 D 血症和乳碱综合征所引起的钙盐沉着,伴有高钙血症和高磷血症。

【大体形态】表现为皮下缓慢性生长、质地坚实的钙化性肿块,与筋膜、肌腱、肌肉等紧密相连,但骨与关节不受累,少数患者有不适感。肿块由致密纤维组织分隔成多个不规则囊腔,腔内含有灰黄糊状、白粉笔样石灰样物质。

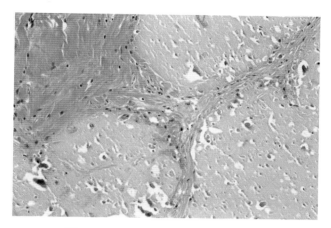

图 9-2-1　肿瘤性钙盐沉着症病理特点
镜下呈分叶状或结节状,结节为无定形的或颗粒状的钙化物质,周围被致密结缔组织所包绕,部分有异物巨细胞反应。

【病理】镜下呈分叶状或结节状,结节为无定形的或颗粒状的钙化物质,周围被致密结缔组织所包绕,部分有异物巨细胞反应。(图 9-2-1)

【治疗】1、2 类应尽早手术切除,3 类要纠正磷代谢异常,减少含磷食物摄入,降低血清磷水平,经钙透析液透析,肾移植,甲状腺切除等。(图 9-2-2、图 9-2-3)

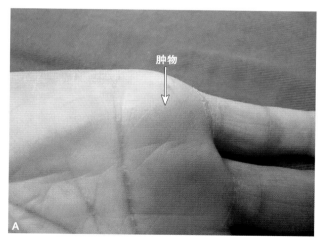

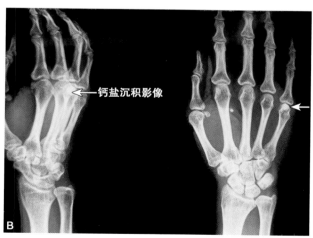

图 9-2-2　肿瘤性钙盐沉着症病例 1
A.小指掌指关节掌侧肿物;B.X 线片示钙盐沉积影像;

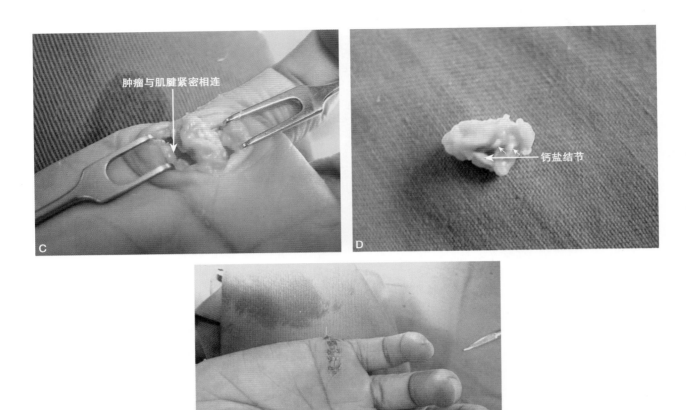

图 9-2-2(续)　肿瘤性钙盐沉着症病例 1
C. 手术暴露肿瘤,与屈肌腱紧密相连;D. 肿瘤完整摘除,可见多个钙盐结节;E. 关闭创口。

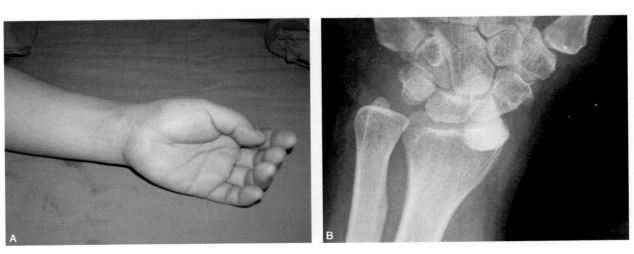

图 9-2-3　肿瘤性钙盐沉着症病例 2
A. 左腕肿物;B. X 线片示腕部钙化影像;

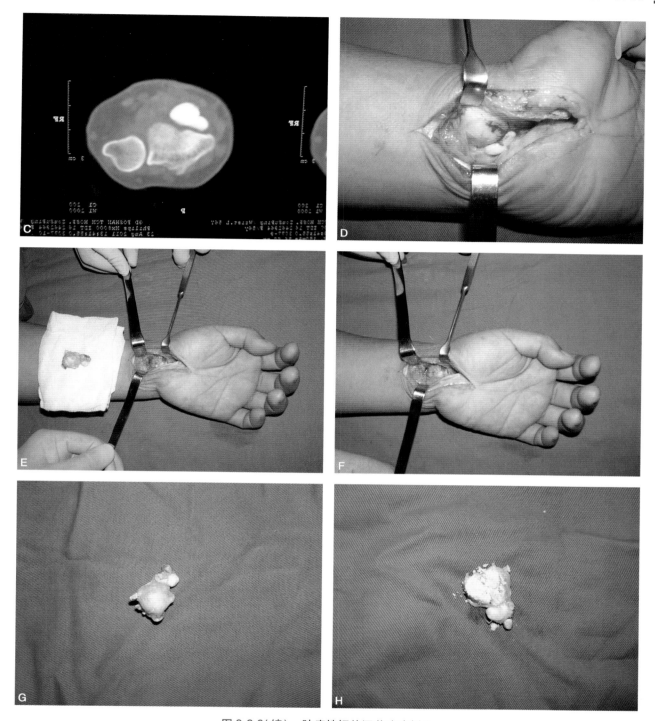

图 9-2-3(续)　肿瘤性钙盐沉着症病例 2

C. CT 见钙化物于腕屈侧;D. 手术显露肿物;E. 肿物与屈肌腱紧密相连,完整摘除肿物;F. 肿物摘除后创面,肌腱完整保存;G. 肿物外有完整包膜、多结节状;H. 肿物内容物为颗粒粉末状。

（杨克非　曾颖）

第十章

肌肿瘤（平滑肌肿瘤）

良性平滑肌瘤大致可分成以下三类：①起自血管平滑肌的血管平滑肌瘤；②起自竖毛肌的竖毛肌平滑肌瘤，它又分为皮肤平滑肌瘤及深部软组织平滑肌瘤；③起自外生殖区的平滑肌瘤。

第一节　血管平滑肌瘤

【病因】　血管平滑肌瘤（angioleiomyoma，又称血管肌瘤）病因不清，是发生于表皮下血管平滑肌的良性肿瘤。

【临床】　生长缓慢的孤立小结节，多发生于30~60岁的成年人，女性多见，一般多见实体型血管平滑肌瘤，它是可伴有钙化的良性肿瘤。周界清楚，切面呈灰白色实体肿瘤。常伴有疼痛、压痛，冷温刺激、妊娠或月经期症状可加剧。

【病理】　由成熟的平滑肌束和厚壁血管组成，为皮下或真皮深部良性肿瘤，肿瘤内成熟的平滑肌束位于血管周围或穿插分布于血管之间。它可分为：实体型、海绵型、静脉型。

1. **实体型**　病变界限清楚，由血管和平滑肌组成，平滑肌呈不规则束状排列，核长，两端钝圆，胞浆内有空泡，细胞无异型性。血管不明显，管腔通常是扁缩的。（图10-1-1）

2. **海绵型**　管腔可以扩大，血管壁平滑肌呈不规则束状排列，核长，两端钝圆，胞浆内有空泡，细胞无异型性。（图10-1-2）

3. **静脉型**　静脉型血管平滑肌瘤，可见到较多厚壁静脉血管。（图10-1-3）

4. **钙化**　少数血管平滑肌瘤具有钙化。（图10-1-4）

【治疗】　手术切除，极少复发。（图10-1-5~图10-1-7）

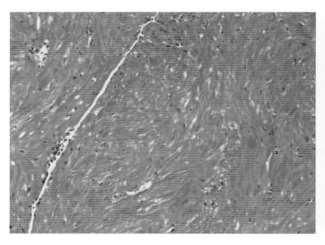

图10-1-1　海绵型血管瘤：扩大血管壁平滑肌呈不规则束状排列，核长，两端钝圆，胞浆内有空泡，细胞无异型性

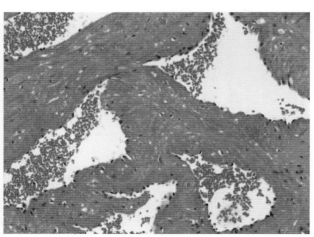

图10-1-2　实体型：病变由血管和平滑肌组成，血管腔隙不明显

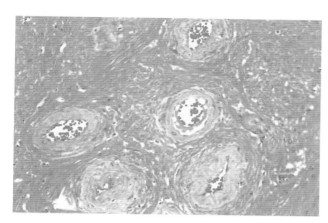

图 10-1-3　静脉型：血管平滑肌瘤内可见较多厚壁的静脉血管

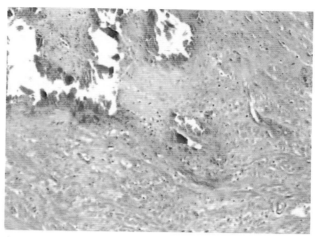

图 10-1-4　少数血管平滑肌瘤具有钙化

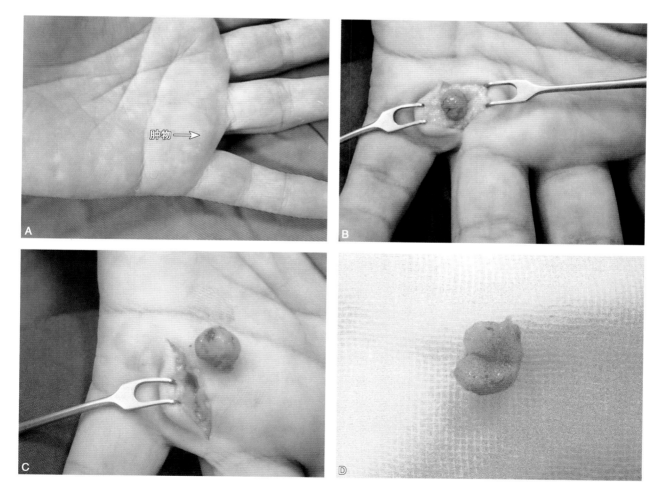

图 10-1-5　血管平滑肌瘤病例 1
A. 指蹼处皮下肿物；B. 手术显露肿瘤；C. 手术将肿瘤完整摘除；D. 肿瘤断剖面。

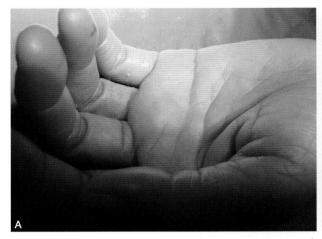
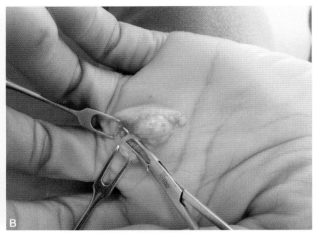
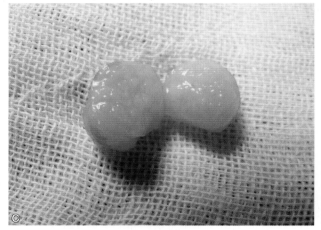

图 10-1-6　血管平滑肌瘤病例 2
A. 左中环指蹼处皮下肿物；B. 手术见肿物与一小动脉相连；C. 肿瘤断剖面。

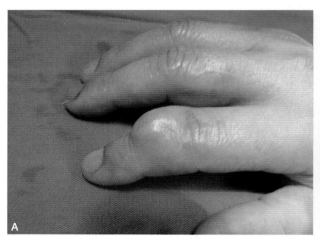
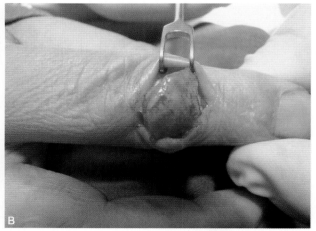

图 10-1-7　血管平滑肌瘤病例
A. 右示指肿物，渐大，有痛感；B. 手术显露肿瘤；

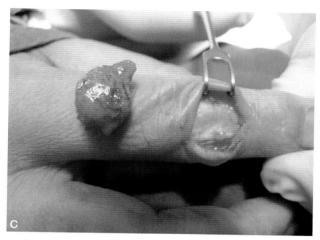

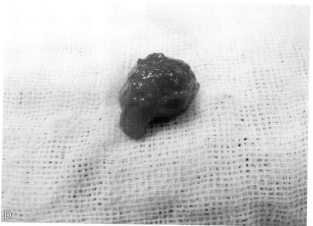

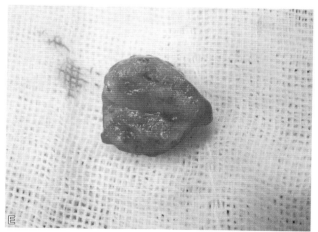

图 10-1-7(续)　血管平滑肌瘤病例
C. 肿瘤完整切除；D. 肿瘤表面；E. 肿瘤断剖面。

（杨克非）

第二节　竖毛肌平滑肌良性肿瘤

【病因】　竖毛肌平滑肌良性肿瘤（benign tumars of smonth muscle）的病因不清。

【临床】　是一种起自皮肤竖毛肌的良性平滑肌瘤，又称毛发平滑肌瘤，多发生于少年或成年人，极少病

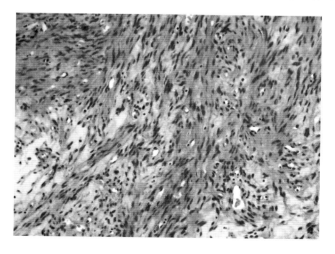

图 10-2-1　平滑肌瘤的瘤体由交织条索状排列的梭形细胞组成，瘤细胞含有丰富、嗜伊红的胞质，核两端平钝或雪茄样，类似正常的平滑肌束，核无异型性，间质可伴有玻璃样变或黏液变性

例在出生时即有,可为多发性,好发于面部、背部和肢体伸侧面。

【病理】 真皮内,平滑肌细胞可呈条索状或紊乱状排列。(图 10-2-1)

【治疗】 手术切除可治愈。(图 10-2-2)

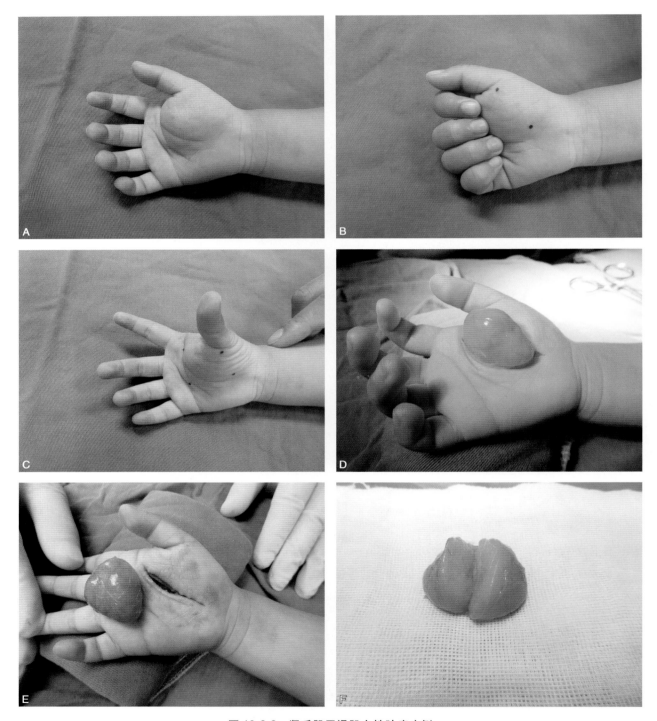

图 10-2-2　竖毛肌平滑肌良性肿瘤病例

A. 右手掌大鱼际肌皮下肿物半年渐大,直径约 5cm。曾有外伤史;B. 手指屈曲不受影响;C. 拇指可外展;D. 手术分离:见肿物巨大,外有包膜,易分离;E. 肿瘤完整摘除;F. 肿瘤断剖面;

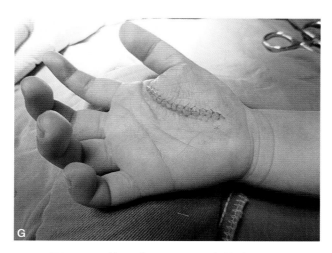

图 10-2-2(续) 竖毛肌平滑肌良性肿瘤病例
G.创口缝合。

（杨克非）

第十一章

其他组织起源未定肿瘤和类肿瘤

第一节 浅表性血管黏液瘤

【病因】病因不清,起源未定。是近几年来才被逐渐认识的一种少见的含黏液的软组织良性肿瘤。

【临床】浅表性血管黏液瘤(superficial angiomyxoma)是一种位于皮肤浅表部位的少见的黏液性肿瘤,可发生任何年龄,20~54岁多见,多为单发,少数病例多发,好发躯干及下肢及头颈部,上肢少见。临床表现为皮肤丘疹、结节或息肉状肿块,触及有波动感,其上被覆的皮肤色泽多较正常。肿瘤生长缓慢、无痛,直径1~5cm,临床上常被误诊为囊肿、脂肪瘤、神经纤维瘤等。临床见肿瘤位于皮肤浅表部位,可完全局限于真皮,可累及皮下组织,界限清楚。质软,切面分叶状,色灰白,呈半透明胶冻状。

【病理】镜下肿瘤呈分叶状,间质内含较多黏液和薄壁血管并伴有少许炎症细胞浸润,肿瘤细胞呈梭形或星形,无异型性,未见核分裂。免疫组化表达Vimentin和CD34,不表达S-100和Desmin。(图11-1-1、图11-1-2)

【治疗】手术完整切除。局部复发率为30%~40%,多属切除不全所致。未见转移。(图11-1-3)

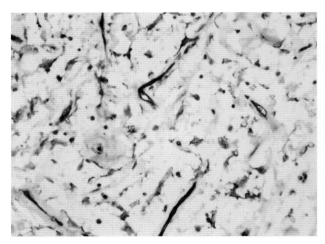

图11-1-1 梭形间质细胞及血管均表达CD34

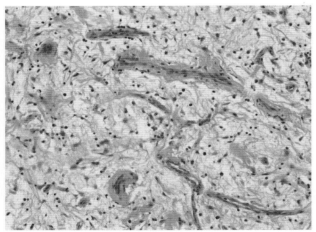

图11-1-2 肿瘤由大量的黏液基质和增生的薄壁、狭长血管组成

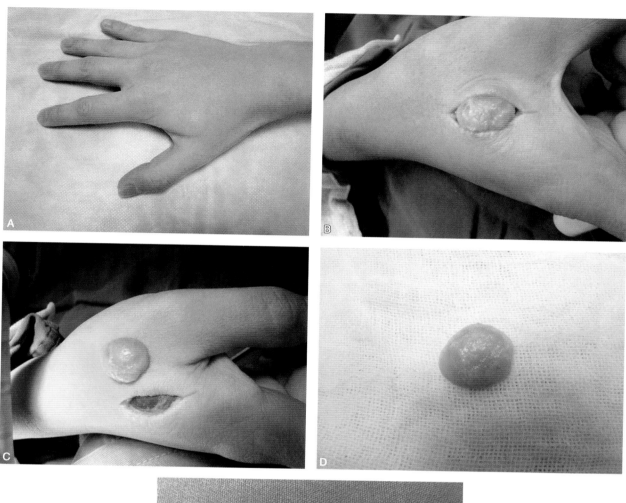

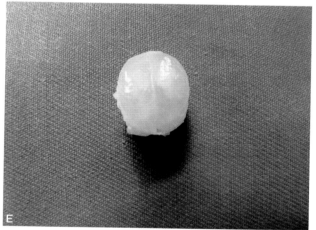

图 11-1-3 浅表性血管黏液瘤病例

A.拇指蹼皮下肿物 3 年,渐大,疼痛;B.手术切开皮肤即见肿物,位于皮下及筋膜浅层,边界清楚;C.肿物完整剥出;D.肿物直径约 1.5cm,质软,外有完整包膜;E.肿物切面为实质性、半透明胶冻样,粉白色。

（杨克非）

第二节　外毛根鞘囊肿

外毛根鞘囊肿(trichilemmal cyst)属于类肿瘤。

【病因】　在毛囊峡部的毛囊外毛根鞘形成外毛根鞘(毛发)囊肿的壁,但其起源不明,多认为是一种由遗传决定的结构迷失——外根鞘胚芽所产生。有报道75%的遗传者呈家族发病,多是常染色体显性遗传。

【临床】　90%见于头皮,39%为单发,70%为多发。皮损为一光滑、黄色的圆顶状真皮内肿物,女性多发。与表皮样囊肿不同,外毛根鞘囊肿没有尖顶,许多临床医师喜用的"皮脂腺囊肿"是不正确的,因其或是表皮样囊肿或是外毛根鞘囊肿。典型的损害有纤维包裹,若没有并发病变,外科手术容易剥出。常无急性炎症,即使发生也非细菌性的。若伴有炎症时,切除难度增加,且易破裂。

【病理】　囊肿有纤维囊包绕,囊壁内层为小的深染的基底细胞,常伴有由苍白色角质形成细胞组成的特征性鳞状上皮。随着细胞的成熟,其高度增加,并转变为嗜伊红染色的角蛋白,而不形成颗粒层。偶尔小的上皮角化灶(伴有颗粒层)也可见到。25%的损害有钙化,不管囊肿存在的时间长短或大小与否,90%的损害可见到胆固醇碎片,与肉芽肿反应环绕在表皮样囊肿周围不同,外毛根鞘囊肿继发炎症时,常表现为炎症细胞进入囊腔中。在少数病例可见小的囊肿从母囊肿发芽的现象,也可见囊壁细胞向皮质腺和顶泌汗腺分化的现象,但非常罕见。(图11-2-1)

【治疗】　手术切除。典型病例见图11-2-2。

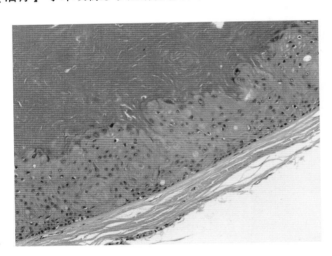

图11-2-1　纤维性囊壁内衬鳞状上皮,缺乏颗粒细胞层,突然角化,囊内为致密角化物

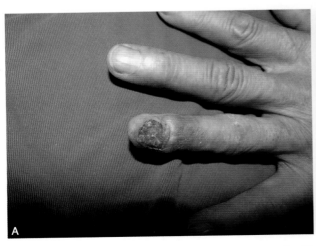
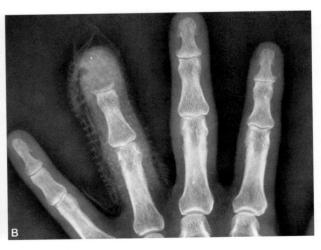

图11-2-2　外毛根鞘囊肿病例

A.左环指末节甲下肿物,甲下感染,指甲脱落;B.X线片显示左环指末节指骨大部已被肿物侵蚀;

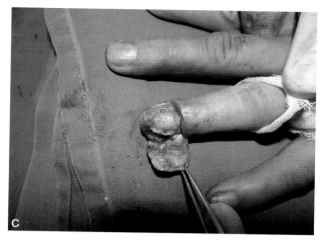
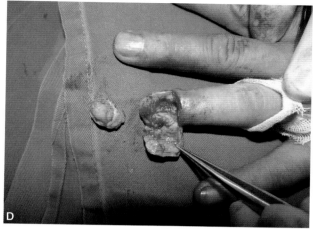

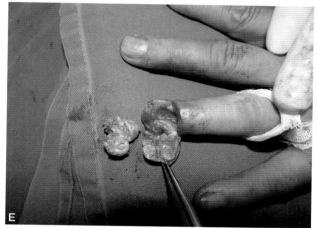

图 11-2-2(续) 外毛根鞘囊肿病例

C.手术切开甲床,见肿物呈圆顶形,占据整个原指骨处;D.完整摘除囊状肿物;E.肿物剖开,囊内容物为白色碎片样角化物。

（王朝辉 杨克非）

第三节 肌内型结节性筋膜炎

【病因】 肌内型结节性筋膜炎(intramuscular type nodular fasciitis)属于类肿瘤,是一种发生于皮下或浅筋膜的结节状肌成纤维细胞性增生,常在局部形成肿块,它不是肿瘤,也不是一种炎症性病变,少数病例有外伤史,但大多数病例并无明确原因。

【临床】 患者多为 20~40 岁间的青年人,好发于上肢。临床上表现为皮下或更深处生长迅速的单个结节或肿块,病程多在 1~3 周,多不超过 3 个月,近半数病例有酸胀、触痛或轻微疼痛感。CT 和 MRI 显示皮下或肌肉内非特异性的软组织肿块,其直径多在 5cm 以下,其中位于肌肉内者,其周围可模糊不清。黏液成分较多时质地柔软,胶冻样,似黏液瘤。胶原纤维成分较多时质地坚韧,灰白色,似纤维瘤。多数病变周界清晰,但无包膜,呈圆形或类圆形。位于深筋膜或肌肉内者周界常不清晰,其边缘常呈蟹足样伸入邻近脂肪组织或肌肉组织内,直径多为 2~3cm,一般不过 5cm。

【病理】 它可分为皮下型、筋膜型、肌内型三种类型。其中肌内型由增生肌成纤维细胞组成,或细胞呈梭形或胖梭形,在黏液样区域内细胞可呈星状。肌成纤维细胞的形态和大小基本一致,核染色质细致,可见小仁、核分裂增生的成纤维细胞多呈不规则的短束状或交织状排列,可呈 S 形或 C 形排列,也可排列紊乱而无方向性。大多数病例内细胞比较稀疏,部分病例可见微囊性腔隙,部分病例可见多少不等散在的破骨样多核巨细胞,部分病例内细胞丰富,细胞多较肥胖,并有致密的交织条束状排列,有时可呈席纹状排列,类似纤维瘤、纤维组织细胞或纤维肉瘤。(图 11-3-1)

【治疗】完整切除,可治愈,极少复发。典型病例见图 11-3-2。

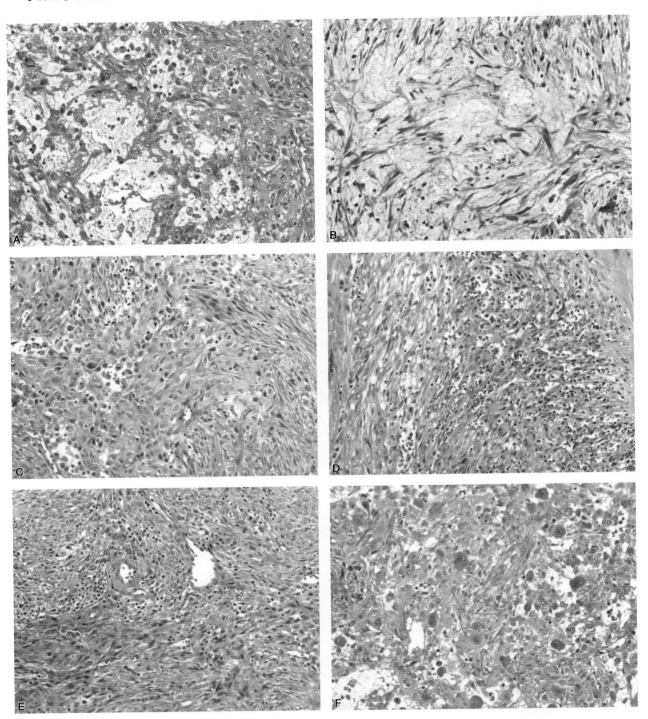

图 11-3-1   肌内型结节性筋膜炎病理特点

A. 左侧间质黏液样变,右侧细胞密集,为增生的肌成纤维细胞;B. 间质局部明显黏液样变;C. 细胞密集,类似肉瘤样区域;D. 细胞密集,类似肉瘤样区域,间质红细胞溢出;E. 间质多少不等的淋巴细胞浸润;F. 多核巨细胞反应;

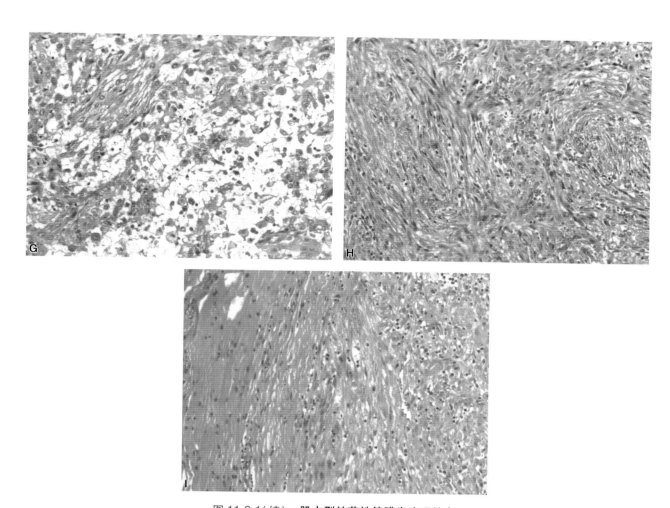

图 11-3-1(续) 肌内型结节性筋膜炎病理特点

G.局部黏液样变;H.红细胞溢出及淋巴细胞浸润;I.病变与肌肉交界处,病变位于肌肉内,未见包膜。

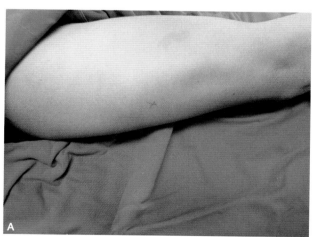
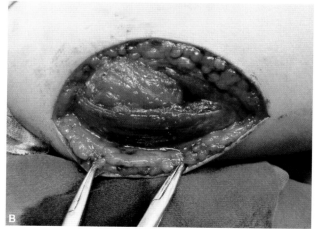

图 11-3-2 肌内型结节性筋膜炎病例

A.右上臂伸侧肌内肿物;B.三头肌内肿物,周界可见但不清晰,包膜不清,与薄层肌肉相连紧密;

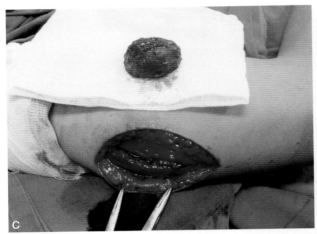
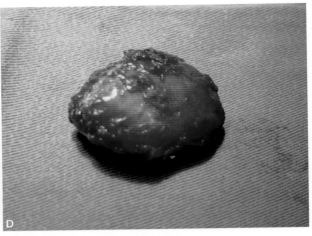
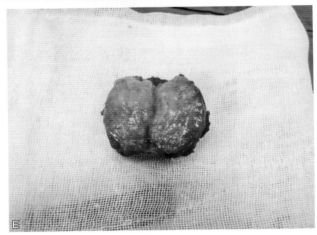

图 11-3-2(续)　肌内型结节性筋膜炎病例

C. 肿物完整剥出；D. 肿物与肌肉相连紧密,可分离,但肿物外带一薄层肌纤维,未见包膜；E. 肿物为实质性、灰黄色、鱼肉样物。

（杨克非）